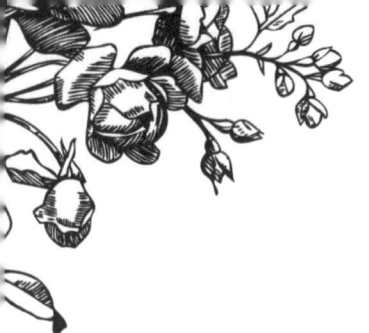
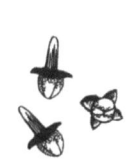
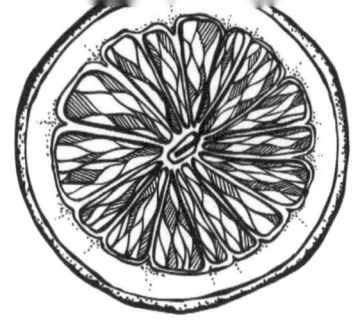

POWERÖLE
KOMPAKT

Die 22 besten ätherischen Öle!

Silke Wachtler

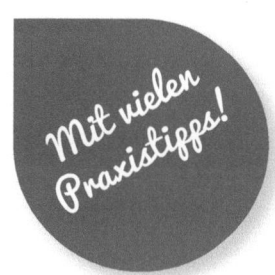

Mit vielen Praxistipps!

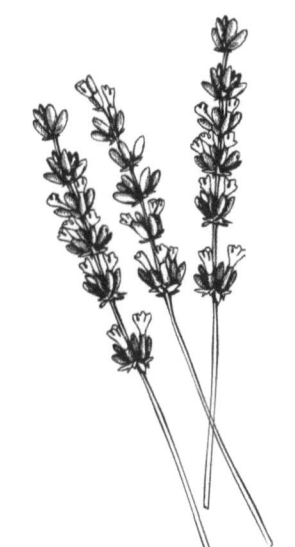
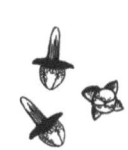
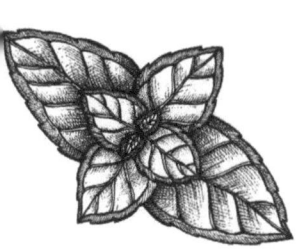
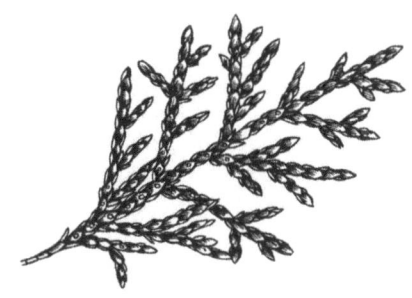

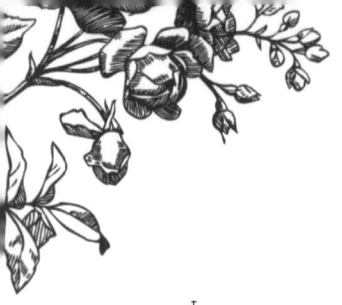

Impressum:
© Silke Gugenberger-Wachtler 2016, 2. Auflage

Bildnachweis:
istockphoto.com: Cover: SStajic; Seite 22: cadifor; Seite 24: Jaime Villalta;
Seite 27: Olgaorly; Seite 31: ALLEKO; Seite 41: Singkham; Seite 43: LianeM;
Seite 45: marilyna; Seite 54: vicuschka; Seite 57: SStajic; Seite 60: PicturePart-
ners; Seite 63: lekkyjustdoit; Seite 65: marilyna; Seite 68: dontree_m; Seite
70: Alberto Masnovo; Seite 75: vvvita; **Illustrationen:** Nocturnus, Ievgeniia
Lytvynovych;
Autorenfoto: Doris Graf, www.farbklexx.at;
Alle anderen Fotos, sowie Covergestaltung, Layout & Satz:
Silke Gugenberger-Wachtler, www.fasima.at

Herstellung und Verlag:
BoD – Books on Demand, Norderstedt
ISBN 978-3-7386-2783-1

Bibliografische Information der Deutschen Nationalbibliothek: Die Deutsche
Nationalbibliothek verzeichnet diese Publikation in der Deutschen
Nationalbibliografie; detaillierte bibliografische Daten sind im Internet über
www.dnb.de abrufbar.

Obwohl sämtliche Informationen aus diesem Buch sorgfältig recherchiert
und nach bestem Wissen und Gewissen zusammengestellt wurden, kann
weder von der Autorin noch vom Verlag Haftung für die Richtigkeit der
Angaben oder für Schäden oder Nachteile, die aus der Nutzung ätherischer
Öle, aufgrund der im Buch angegebenen Empfehlungen, entstehen, über-
nommen werden.
Alle Informationen, Praxistipps und Anwendungsbeispiele sind keine Anlei-
tungen oder Aufforderungen zur Selbstbehandlung, sondern bilden lediglich
Erfahrungen im Umgang mit ätherischen Ölen ab. Bei Krankheiten sollte
immer ein Arzt aufgesucht werden.

INHALTSVERZEICHNIS

„Denn die Menschen konnten die Augen zumachen
vor der Größe, vor dem Schrecklichen, vor der Schönheit
und die Ohren verschließen vor Melodien
und betörenden Worten.
Aber sie konnten sich nicht dem Duft entziehen.
Denn der **Duft war ein Bruder des Atems.**"
Patrick Süskind

VORWORT

Im Jahr 2011 erkrankte ich an Lymphdrüsenkrebs – für mich ein großer Schock, stand ich doch mit meinen damals 31 Jahren mitten im Leben. Wir hatten gerade unser Haus gebaut und unser Sohn war noch keine drei Jahre alt. Eine Welt brach zusammen.
Der Tumor war schon relativ weit fortgeschritten, er maß 15 x 13 x 10 cm und wickelte sich in meinem Brustkorb um die Hauptschlagader, war bereits am Herzen und an der Lunge angewachsen und verdrängte meinen rechten Lungenflügel. Die zugezogenen Onkologen legten sofort los: Zuerst kam eine große Operation, bei der mein gesamter Brustkorb aufgestemmt wurde. Danach folgte über ein halbes Jahr Chemotherapie. Die Ärzte rechneten mir gute Chancen auf Heilung aus. Endlich war die Therapie vorüber und ich wurde als geheilt entlassen.
Nun galt es wieder zurück ins Leben zu finden. Doch kaum hatte ich mich wieder halbwegs gefangen, kam auch schon der nächste Schock: Bei der ersten Nachuntersuchung wurde ein Rückfall diagnostiziert. Meine vorher so gute Prognose verschlechterte sich schlagartig. Nun betrug die Wahrscheinlichkeit nach fünf Jahren noch zu leben, trotz wahnsinnig aggressiver schulmedizinischer Behandlung wie Hochdosis-Chemotherapie und Stammzellentransplantation, nur noch 25 Prozent. Für mich definitiv zu wenig. Ohne schulmedizinische Behandlung prophezeite man mir meinen baldigen Tod binnen weniger Monate. Nachdem ich erkannt hatte, dass die Schulmedizin mir nicht helfen konnte, mussten Alternativen her. Gegen den Willen meiner Ärzte entschied ich mich für mein Leben und gegen eine schulmedizinische Therapie. Ich recherchierte im Internet und las hunderte klinischer Studien zur Wirkungsweise verschiedener Pflanzen, Tees und naturheilkundlicher Ansätze. Auf Grundlage dieser Erkenntnisse, erstellte ich

für mich ein „Therapieprogramm", das neben einer Ernährungsumstellung (biologisch, vegan, vollwertig, zuckerfrei, ca. 70 Prozent Rohkost), Gedankenhygiene und Meditation auch viele Pflanzen, Essenzen, Tees, Nahrungsergänzungen und Gewürze enthielt. Zudem setzte ich mich stark mit der psychischen Ursache meiner Erkrankung auseinander. Das Ergebnis all dieser Bemühungen: bereits nach fünf Wochen war das Tumorgeschehen um die Hälfte reduziert - die Ärzte sprachen anfangs von Spontanheilung, später von einer Fehldiagnose des Rückfalls, da nicht sein konnte, was nicht sein darf: Ich konnte doch nicht einfach ohne schulmedizinische Behandlung wieder gesund werden!

Bis der Tumor komplett verschwunden war, dauerte es zwar über eineinhalb Jahre, aber inzwischen - fast 5 Jahre später - bin ich noch immer von Krebs geheilt, nebenbei auch noch meine Schuppenflechte losgeworden und mein Asthma hat sich weitgehend beruhigt.

Nachdem ich also am eigenen Leib erfahren habe, dass die Natur in ihrer unendlichen Weisheit jede Krankheit heilen oder zumindest lindern kann, reifte in mir der Wunsch, dieses Wissen unter die Leute zu bringen.

Und heute? Heute bin ich gesund und munter und fühle mich besser als je zuvor. Während und auch nach meiner Heilung habe ich zahlreiche Ausbildungen im Bereich Energetik und Aromatherapie begonnen und lese nach wie vor alle neuen Studien und Bücher, die mir zum Thema Ernährung, Pflanzenheilkunde und Krankheit unterkommen. Ich lebe ein ruhiges und glückliches Leben am Land und gebe meine Erfahrungen im Rahmen von Workshops und Büchern weiter.

Warum ein Buch über ätherische Öle?

Bücher über ätherische Öle gibt es zur Genüge. Doch warum sollte man ein Buch über teilweise hunderte verschiedene ätherische Öle kaufen, wenn man bereits mit den besten 20 ätherischen Ölen ein unglaublich breites Wirkspektrum abbilden und von den immensem Vorteilen der ätherischen Öle profitieren kann?

Dank dem Einsatz der 22 besten ätherischen Öle - der Poweröle - kann man bei vielen verschiedenen Erkankungen unterstützend eingreifen und so von der geballten Kraft der Natur profitieren,

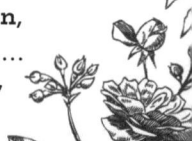

ohne eine unüberschaubare Anzahl an Ölen zu Hause zu bevorraten.

Ätherische Öle sind generell ein wichtiger und kraftvoller Baustein zur Gesundung des Körpers, des Geistes und der Seele. Sie sind sozusagen das „Herzblut" der Pflanzen und Arzneien der Natur und können uns auf unserem Weg zur Gesundung und bei der Vorbeugung von Krankheiten bestens unterstützen und uns heil - also ganz - machen. Ich hoffe und wünsche mir, dass dieses Buch in kompakter und leicht verständlicher Weise einen Beitrag leistet, um Gesundheit zu erlangen und zu erhalten und weniger auf schulmedizinische Behandlungen voller Nebenwirkungen angewiesen zu sein.

Denn die Natur ist der beste Arzt.

DIE AUTORIN:

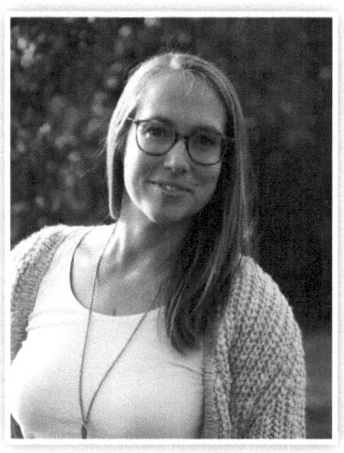

Silke Wachtler - eigentlich Dipl. Ing. (FH) Silke Gugenberger-Wachtler - geboren 1980, wuchs am Stadtrand von Wels in Österreich auf. Im Jahr 2011 erkrankte sie an Lymphdrüsenkrebs und unterzog sich einer schulmedizinischen Therapie. Nach einem baldigen Rückfall nahm sie ihr Schicksal in die eigenen Hände, lehnte sämtliche weiteren schulmedizinischen Behandlungen ab und heilte sich entgegen ärztlicher Prognosen mithilfe von Nahrungsumstellung, Entgiftung, Gedankenhygiene und Naturheilkunde erfolgreich selbst. Die behandelnden Ärzte sprachen von Spontanheilung.

Aus dieser Erfahrung erwuchs ein großer Wissensschatz über alternative Medizin, Pflanzenheilkunde und Ernährung. Es folgten zahlreiche Ausbildungen im Bereich Energetik, Naturheilkunde und Aromatherapie. In ihrem ersten Leben - vor der Erkrankung - absolvierte sie ein technisches Studium und arbeitete viele Jahre erfolgreich in der

Werbebranche im Bereich Webprogrammierung und Grafik.

Heute arbeitet sie als Autorin und Grafikerin und hält Kurse im Bereich Aromatherapie und Energethik. Sie lebt zusammen mit ihrem Mann, dem gemeinsamen Sohn und zwei Katzen glücklich und gesund in der ländlichen Idylle.

WISSENSWERTES

Seit Tausenden von Jahren gewinnen wir Menschen aus Blüten, Blättern, Samen und Früchten Öle und nutzen diese auch schon ebenso lange als Nahrungsmittel, zur Schönheitspflege und als Therapeutikum. Funde belegen, dass sie zu der ersten Medizin der Menschheit gehörten und einen festen Platz im Leben nicht nur der frühen Menschen einnahmen.

Das Besondere an ätherischen Ölen ist ihre unvergleichliche Wirkung auf allen drei Ebenen, die laut Fachmeinungen für Gesundheit und Wohlbefinden angesprochen werden müssen: **Körper, Geist und Seele.**

Die in den ätherischen Ölen vorhandenen Substanzen wirken gezielt auf körperlicher Ebene, indem sie beispielsweise unser Immunsystem stimulieren, unser hormonelles Gleichgewicht herstellen oder gegen Viren, Bakterien und Pilze wirken. Im Gegensatz zur Schulmedizin beschränkt sich das Können der Öle allerdings nicht nur auf die körperliche Ebene. Der schulmedizinische Ansatz befasst sich nur mit isolierten Symptomen. Der Mensch wird nicht als Ganzes wahrgenommen und therapiert, ja nicht einmal der Körper wird als komplexes System anerkannt, sondern nur einzelne Teilsymptome werden behandelt. Symptome werden maskiert, aber nicht geheilt. Was die Schulmedizin ganz vergisst, ist, dass der Mensch aus mehr als seinem Körper besteht. Der Geist und die Seele bleiben gänzlich unbeachtet. Wie groß die Auswirkungen unseres geistigen und seelischen Wohlbefindens auf unsere Gesundheit sind, wird dabei meist unterschätzt. Laut neuerer Studienlage spielen aber beispielsweise unsere Gefühle eine immense Rolle bei der Entstehung von Krankheiten: so wirken sich etwa unsere Gefühle stärker auf unsere Gesundheit aus, als bekannte Kanzerogene (also bekannte krebsauslösende Stoffe) wie zum Beispiel Nikotin. So entwickeln etwa nur zwei von 100 Rauchern ein Bronchialkarzinom, aber über 60 von 100 Personen, deren langjähriger Partner unerwartet starb, entwickeln im Folgejahr Krebs. Diese Zahl muss natürlich etwas relativiert werden, denn natürlich sterben Raucher auch häufiger an anderen mit dem Rauchen assoziierten Krebsarten wie etwa Kehlkopf-, Zungen-, Speiseröhren- und Magenkrebs, sowie an nicht direkt mit dem Rauchen zusammenhängenden Krebsarten wie Darm-, Brust- und Prostatakrebs. Aber selbst wenn man für jede dieser Krebsarten drei weitere Krebstodesfälle einplanen würde, käme man immer noch auf „nur" 23 von 100 Rauchern im Gegensatz zu 60 von 100 Personen mit einem starken emotionalen Verlusterlebnis, die an Krebs erkranken. Ich will damit nicht sagen, dass Rauchen nicht gesundheitsschädlich ist, denn das ist es: es verkürzt nachweislich Ihr Leben und erhöht Ihr Risiko stark, an vielen chronischen Krankheiten zu erkranken. **Beschließen Sie deshalb am Besten sofort, ab sofort Nichtraucher zu sein!**

Ätherische Öle können in unser Gefühlsleben eingreifen und auch dort ihre heilenden Fähigkeiten entfalten. Über die Nase und unsere Riechnerven wirken die Inhaltsstoffe und Duftmoleküle der ätherischen Öle **direkt auf unser Gehirn** und aktivieren dort unter anderem diejenigen Regionen, die für unsere Gefühle und unsere Hormone zuständig sind. Mithilfe der ätherischen Öle können wir also direkt auf unsere Psyche Einfluss nehmen, was uns viele Vorteile für unsere Gesundheit verschafft.

Wie wir aus Forschungen der **Epigenetik** heute wissen, ist es nicht so, dass unsere Gene bei der Geburt unabänderlich feststehen, sondern vielmehr bestimmen unsere Umwelt, unsere Ernährung und unsere Gefühle unsere Gene, die dann wiederum unsere Gesundheit, Intelligenz und ähnliches beeinflussen. Durch unsere Gedanken und Gefühle können wir Gene sozusagen ein- und ausschalten. Wenn wir glücklich sind, so hat dies zum Beispiel weitreichende gesundheitsfördernde Folgen für unser Immunsystem, unser vegetatives Nervensystem aber auch für unsere Gene. Ein weiterer Baustein bei der Gesundung ist die energetische Ebene. Ätherische Öle wirken auch auf dieser Ebene hervorragend. Sie sorgen für ein energetisches Gleichgewicht und harmonisieren unsere Chakren, die für die Aufnahme der universellen Energie verantwortlich sind, sodass die Lebensenergie ungehindert durch sie hindurch in unseren Körper und unsere Organe fliessen kann. Wir werden in die Lage versetzt uns energetisch aufzuladen, uns vor schlechten Energien zu schützen und unser Energielevel zu erhöhen.

Was genau sind denn nun ätherische Öle?

Ätherische Öle werden in speziellen Öldrüsen von der Pflanze hergestellt und befinden sich in allen Teilen der Pflanze: In den Blättern, den Stängeln, den Blüten, den Samen, den Wurzeln, der Rinde und den Harzen.

Die ätherischen Öle dienen der Pflanze zur **Abwehr von Schädlingen und Krankheitserregern**, zur Kommunikation untereinander und zur Anlockung von Insekten zur Bestäubung.
Ätherische Öle sind außerordentliche Helfer, die die **Wirkstoffe der Pflanzen in konzentrierter Form** zur Verfügung stellen. Diese Konzentration macht sie so außerordentlich effektiv - ein einziger Tropfen Salbeiöl entspricht beispielsweise ungefähr 42 Liter Salbeitee und für einen einzigen Tropfen Rosenöl benötigt man 30 Rosen, also ca. 300 Rosenblütenblätter. Um ein Kilo ätherisches Rosenöl herzustellen, benötigt man also bis zu 5.000 kg duftende Rosenblütenblätter. Aus diesem Grund kann ein ätherisches Öl bis zu 10.000 mal mehr therapeutisch wirksame Stoffe enthalten, als eine einzelne Pflanze an sich.
Ein einziger Tropfen ätherisches Öl besteht aus ca. 40.000.000.000.000.000.000 oder anders ausgedrückt aus 40 Trillionen Molekülen. Ein Erwachsener menschlicher Körper hingegen besteht aus rund 100 Billionen Zellen. Das bedeutet, dass **ein einziger Tropfen ätherischen Öls jede unserer Zellen mit ca. 40.000 Molekülen** versorgen kann.
Darum genügt meist auch eine sehr geringe Menge des Öls, um therapeutische Effekte zu erzielen.

Ätherische Öle sind ölige, leicht flüchtige - also schnell verdampfende - Extrakte, die schwer wasserlöslich sind. Sie sind im Normalfall leichter als Wasser und hinterlassen keine Fettflecken. Sie enthalten selber keine Fette, sind aber fettlöslich.
Weil ätherische Öle so hochkonzentriert sind, führen sie in hohen Dosierungen leicht zu Reizungen. Darum sollte man sie nie - bis auf

einige Ausnahmen - unverdünnt einnehmen oder pur auf die Haut auftragen und immer sparsam, getreu nach dem Grundsatz „**so viel wie nötig, so wenig wie möglich**", anwenden.

Nachdem ätherische Öle schon seit Menschengedenken als Medizin benutzt wurden, hat dies den Vorteil, dass Wirkungen und eventuelle Nebenwirkungen über einen langen Zeitraum beobachtet wurden und bekannt sind. Pflanzen, die viele oder unangenehme Nebenwirkungen aufwiesen, wurden im Laufe der Jahrhunderte aussortiert und nicht mehr angewandt, wohingegen Pflanzen mit großer Heilkraft und kaum oder keinen Nebenwirkungen vermehrt eingesetzt wurden. Diese „natürliche" Auslese kommt den Anwendern der Pflanzenheilkunde und natürlich auch der Aromatherapie zu Gute. Im Gegensatz dazu verfügt kein einziges schulmedizinisches Präparat über diese Fülle an Langzeitbeobachtungen. Nebenwirkungen, die bei der Langzeiteinnahme von diesen auftreten, werden erst nach und nach in unserer Zeit bekannt. So warnte beispielsweise die Deutsche Arzneimittelbehörde erst 2013 vor dem schmerz- und entzündungshemmenden Arzneimittel mit dem Bestandteil „Dicolfenacnatrium", das bis dahin rezeptfrei in Apotheken erhältlich und darum auch das meist gekaufte Mittel gegen Schmerzen und Entzündungen überhaupt war. Was bisher aber keiner wusste: die Verwendung geht mit einem erhöhten Risiko für Herz-Kreislauferkrankungen einher. Hier erfolgt die Langzeitbeobachtung also direkt an uns heutigen Menschen, denn auf einen Erfahrungsschatz im Umgang mit diesen Mittelchen kann man nicht zurückgreifen.
Nur nebenbei bemerkt: das ätherische Copaibaöl erwies sich in einer kleinen Studie sogar doppelt so wirksam wie Diclofenacnatrium.

Generell besteht ein ätherisches Öl oft aus **Hunderten verschiedenen Einzelchemikalien,** manche davon nur in sehr geringer Konzentration, die zusammengenommen ein perfekt komponiertes Wirkspektrum ergeben. Dies erklärt auch, warum ein einziges Öl mehrere unterschiedliche Wirkungen erzielen kann. Die einzelnen Bestandteile ergänzen sich synergistisch und verstärken sich in Ihrer Wirkung gegenseitig. Wie heißt es doch so schön: das Ganze ist eben mehr als die Summe seiner Teile. Jeder Bestandteil ist wichtig und trägt zu dem ausgeglichenen Wirkprofil des Öls bei. Würde man einzelne Chemikalien extrahieren und isoliert verwenden, wäre die ausgewogene Wirkung der gesamten Pflanze dahin, oft entstehen dadurch auch unerwünschte Nebenwirkungen und Unverträglichkeiten.

Die in den ätherischen Ölen vorhandenen Substanzen wirken gezielt auf körperlicher Ebene, indem sie beispielsweise unser Immunsystem stimulieren, unser hormonelles Gleichgewicht herstellen oder gegen Viren, Bakterien und Pilze wirken. Die körperlichen Wirkungen sind äußerst vielfältig.

Körperliche Wirkung ätherischer Öle:
Antibakteriell, antikoagulativ, antiviral, anitumoral, entzündungshemmend, hormonausgleichend, blutdrucksenkend, zellregenerierend, schleimlösend, antimykotisch, krampflösend, appetithemmend, appetitanregend, immunstärkend, schmerzlindernd, antiseptisch, diuretisch, durchblutungsfördernd, leberstärkend, nierenstärkend, kreislaufanregend, entgiftend, hormonausgleichend, antioxidativ, etc.

Ätherische Öle wirken nicht nur auf unseren Körper, sondern über ihren Geruch auch direkt auf unsere Psyche und Stimmung. Über den Riechnerv gelangen Duftstoffe und andere Komponenten direkt ins Gehirn und können dort Ihre Wirkung entfalten. Sie wirken dort vor allem auf das limbische System, wo unter anderem unsere Emotionen zu Hause sind.
Wenn man weiß, dass unsere Gefühle maßgeblich an der Entstehung von Krankheiten beteiligt sind, dann versteht man auch, warum ätherische Öle so kraftvolle Helfer zur Wiedererlangung und Bewahrung unserer Gesundheit sind. Positive Gefühle verbessern unser Immunsystem, lösen bestimmte Botenstoffe im Gehirn aus, die zB schmerzlindernd oder entzündungshemmend wirken. Negative Gefühle bewirken das genaue Gegenteil. Stress zB schwächt unser Immunsystem immens, Schuldgefühle können einen körperlich ruinieren und wenn wir unglücklich sind, fühlen wir uns auch körperlich meist schlecht.
Das limbische System steuert aber nicht nur unsere Gefühle und Emotionen, sondern regelt auch alle Abläufe des vegetativen Ner-

vensystems, wie etwa unsere Atmung, Kreislauf, Verdauung und Temperaturwahrnehmung und -regulierung. Aber auch auf unsere Sexualität und das Gedächtnis wirkt das limbische System einen starken Einfluss aus. Vom limbischen System führt eine direkte Verbindung zur Hirnanhangdrüse - dem Hypothalamus. Dort sitzt die Hormon-Kommandozentrale unseres Körpers, was erklärt, warum ätherische Öle auch eine große hormonausgleichende oder -anregende Wirkung besitzen.

Psychische Wirkung ätherischer Öle:
Stimmungsaufhellend, beruhigend, anregend, angstlösend, antidepressiv, konzentrationsfördernd, aphrodisierend, ausgleichend, erdend, zentrierend, gedächtnisfördernd, euphorisierend, etc.

Manche Öle sind bei Säuglingen, Kleinkindern, Schwangeren und Stillenden kontraindiziert, ebenso bei Epileptikern, Asthmatikern oder Menschen mit Bluthochdruck. Hierbei sollte man besondere Vorsicht walten lassen und im Zweifelsfalle einen Fachmann oder eine Fachfrau fragen.
Auch Unverträglichkeiten oder Allergien auf Ölbestandteile können vorkommen. Wenn man auf eine Pflanze allergisch ist, wird man im Regelfall auch auf das ätherische Öl der Pflanze allergisch reagieren.

Was sagt die Wissenschaft dazu?

Was die Menschheit schon seit alters her weiss, wird heute von der modernen Wissenschaft bestätigt: ätherische Öle sind hochwirksam, allgemein gut verträglich und in der Anwendung nahezu nebenwirkungsfrei. Auf www.pubmed.com, der Internetplattform der US Nationalbibliothek für Medizin, in der nahezu alle neuen medizinisch relevanten Studien aus aller Welt veröffentlicht werden, finden sich aktuell fast unglaubliche 13.000 Studien zu ätherischen Ölen, deren chemischen Profilen, Inhaltsstoffen, Wirkungen, Antitumor-Effekten, antibakteriellen und antiviralen Eigenschaften und so weiter und so fort. Gerade auch die Wirkung verschiedener ätherischer Öle auf unterschiedliche Tumore im Reagenzglas und im Tierversuch ist äußerst interessant und bemerkenswert. Zu den vielen erforschten Ölen mit guten Wirkungen auf verschiedene Tumorzellen, angefangen bei Leberzellkrebs über Glioblastome, Melanome, Leukämiezellen, Nierenkrebs und viele mehr, zählen u.a. Lavendel-, Zitronen-, Orangen- und Weihrauchöl.

Auch in der Schmerztherapie erzielt man gute Erfolge. Bei einer Studie an 54 postoperativen Patienten in New York wurden 26 Patienten zusätzlich zur optionalen Morphingabe mit Lavendelöl behandelt. Die Kontrollgruppe erhielt geruchloses Babyöl. 82% der Patienten der Kontrollgruppe benötigten nach der Operation Morphine (also Schmerzmittel), aber nur **46% der Lavendel-Gruppe.** Aber das war noch nicht alles: diejenigen aus der Lavendelgruppe, die zusätzliche schulmedizinische Schmerzmittel verlangten, benötigten im Schnitt nur fast die Hälfte der Morphindosis (2.38 mg) wie die Kontrollgruppe (4.26 mg).

Eine weitere eindrucksvolle Arbeit befasst sich mit der Auswirkung von ätherischen Ölen auf den Blutdruck und den Cortisol-Spiegel (als Indikator für Stress) von Menschen. Hierzu sollte eine Versuchsgruppe von Personen eine Mischung aus ätherischen Ölen (20 Teile Lavendel, 15 Teile Ylang Ylang, 10 Teile Majoran, 2 Teile Neroli) inhalieren. Die Placebogruppe erhielt eine synthetische Duftmischung und die Kontrollgruppe keine Behandlung. Danach wurden für 24 Stunden die Blutdruckwerte kontinuierlich aufgezeichnet und man konnte feststellen, dass bei der Versuchsgruppe eine signifikante **Senkung des Blutdruckes** eintrat, wohingegen die Kontroll- und Placebogruppe keine Senkung aufwies. Zusätzlich war auch der **Cortisolspiegel** im Speichel der Versuchsgruppe **signifikant gesunken,** was auf ein niedrigeres Stressniveau der Probanden schließen lässt. Ätherische Öle eignen sich also auch zur Behandlung von Bluthochdruck und Stresszuständen.

In einer weiteren Studie aus dem Jahre 2009 wurden 28 ältere, demente Personen – davon 17 Menschen mit diagnostiziertem Alzheimer – mit einer Mischung aus ätherischen Ölen behandelt und nach 28 Tagen anhand von verschiedenen wissenschaftlich anerkannten diagnostischen Tests beurteilt. Die Behandlung bestand im wesentlichen aus einer

Mischung aus Rosmarin- und Zitronenöl morgens und Lavendel- und Orangenöl abends. Alle Patienten und im besonderen die Alzheimer-Patienten verzeichneten eine signifikante Verbesserung der persönlichen Orientierung und ihrer kognitiven Fähigkeiten, ohne dabei über Nebenwirkungen zu klagen. Die Ergebnisverfälschung durch die persönliche Behandlung durch die Betreuer wurde dabei bereits berücksichtigt und aus den Ergebnisses herausgerechnet. Die Forscher kommen zu dem Schluss, dass ätherische Öle **eine sichere und effiziente Therapie bei Demenz und Alzheimer** darstellen.

Diese Auszüge aus aktuellen Forschungsergebnissen stellen nur einen äußerst kleinen Querschnitt über die Wirksamkeit ätherischer Öle bei unterschiedlichen Befindlichkeiten dar. Die Fülle an Arbeiten ist eindrucksvoll und beweist, dass ätherische Öle wirksame Helfer zur Erhaltung und Erlangung von Gesundheit sind.

Bakterien, Viren und ätherische Öle

Ätherische Öle verfügen über starke antibakterielle Eigenschaften, die sie zu wertvollen Helfern im Kampf gegen Bakterien machen. Ätherische Öle mit antibakterieller Wirkung sind in der Lage die Zellmembran von Bakterien, aber auch Pilzen, empfindlich zu stören oder gar zu vernichten, sodass die Eindringlinge in ihrer Fortpflanzung behindert werden und im besten Fall sogar absterben. Eine Ausbreitung der Bakterien wird verhindert und das körpereigene Immunsystem, das durch den Einsatz ätherischer Öle noch zusätzlich gestärkt und nicht - wie bei der Einnahme von schulmedizinischen Antibiotika - geschwächt wird, kann die beschädigten und geschwächten Bakterien nun selber entsorgen.

Wir alle wissen um das Problem der Antibiotikaresistenz bei Bakterien. Dies bedeutet, dass Bakterien auf ein bestimmtes medizinisches Antibiotikum nicht mehr reagieren und dieses für sie unschädlich ist, sie also dagegen immun sind. Die Weltgesundheitsorganisation warnt in ihrem Global Report von April 2014 öffentlich vor der steigenden Zahl der antibiotikaresistenten Keime und prophezeit, dass wir auf eine Zeit zusteuern, in der kleine Verletzungen und Infektionen nicht mehr behandelbar sind und im schlimmsten Fall zum

Tod führen. Man spricht bereits von der **Post-Antibiotika-Ära.**

Schon heute sterben jährlich weltweit Hunderttausende an Infektionen mit antibiotikaresistenten Bakterien. Im Jahr 2005 infizierten sich etwa drei Millionen Europäer mit Bakterien, die mindestens gegen ein schulmedizinisches Antibiotikum resistent waren. Davon starben immerhin 50.000. Nachdem diese Daten schon über ein Jahrzehnt zurück liegen, dürfte sich die Lage in der Zwischenzeit noch verschärft haben, da sich immer mehr Antibiotikaresistenzen immer schneller bilden. Wenn Bakterien gegen ein bestimmtes Antibiotikum resistent sind, dies also nicht mehr wirkt, dann heißt das aber nicht, dass alle anderen Antibiotika auch wirkungslos sind. Nur gegen genau dieses eine Antibiotikum, mit genau den gleichen wirksamen Inhaltsstoffen in genau der gleichen Menge wird das Bakterium immun.

Und hier kommen die natürlichen Antibiotika der ätherischen Öle ins Spiel: da das chemische Profil des Öls jedes mal eine Spur anders zusammengesetzt ist - mal ist mehr von diesem Stoff enthalten, mal mehr von jenem - bilden Bakterien nur schwer Resistenzen dagegen aus. Die natürlichen Antibiotika in den ätherischen Pflanzenölen helfen also dabei, die Problematik der Resistenzbildung zu entschärfen. Darüber hinaus sind sie nicht nur in der Lage normale Bakterien zu zerstören, sondern wirken oft sogar gegen antibiotikaresistente Keime, die häufig für nicht abheilende Entzündungen, Amputationen und Todesfälle verantwortlich sind.

Es gibt heute bereits eine Vielzahl an Bakterien, die nicht nur gegen eines, sondern gegen mehrere (und im schlimmsten Fall alle) schulmedizinischen Antibiotika resistent sind - so genannte multiresistente Bakterien. Diese Fälle sind natürlich besonders bedrohlich, denn Ihnen steht die Schulmedizin mehr oder weniger machtlos gegenüber. Nun kommt die gute Nachricht: manche ätherische Öle sind in der Lage, selbst diese Keime zu besiegen.

Leider gibt es noch andere Erreger: die Viren. Sie sind verantwortlich für so unangenehme Krankheiten wie Influenza (Grippe), Schweinegrippe, Vogelgrippe, AIDS, MERS, Ebola und so weiter.
Gegen Viren ist die Schulmedizin ebenfalls leider so gut wie machtlos.

Gegen manche Virusinfektionen gibt es Impfungen, die durchaus auch kontrovers diskutiert werden und oftmals schwere Nebenwirkungen bis hin zu Impfschäden und Todesfällen aufweisen. In sehr schweren Fällen von Virusinfektionen kann man versuchen, mit Virostatika zu behandeln. Im Normalfall wird die Schulmedizin allerdings nur symptomatisch behandeln, das heißt die Symptome wie Fieber und dergleichen bekämpfen, die eigentliche Infektion jedoch bleibt meist unbehandelt.

Aber auch hier gibt es eine Lösung: gegen Viren wirken ätherische Öle erstaunlich gut. Viren brauchen zur Ausbreitung und Vermehrung Wirtszellen, in die sie eindringen können. Sie besitzen selber keinen eigenen Stoffwechsel und keine Möglichkeit zur Vermehrung und sind bei beidem auf die menschlichen (oder tierischen) Zellen angewiesen. Zusätzlich können Sie sich im Inneren der Zelle gut vor unserem Immunsystem verstecken. Genau diese Fähigkeit des Eindringens in die Wirtszelle wird durch die Öle stark behindert, was zur Folge hat, dass die Viren sich nicht mehr vermehren können. Auch die Maskierung vor dem Immunsystem wird nun erschwert und die „Körperpolizei" kann nun ihre Arbeit leichter erfüllen und die Viren beseitigen.

Zudem helfen die ätherischen Öle dem Körper das Immunsystem zu stimulieren und so besser mit den Eindringlingen fertig zu werden.

Vermeidung der Todesursache Nr. 3 - Tod durch unerwünschte Arzneimittelnebenwirkung

Prof. Dr. Jürgen Fröhlich, klinischer Pharmakologe an der Medizinischen Hochschule Hannover, hat durch Analyse verschiedener Meta-Studien herausgefunden, dass in Deutschland im Jahr 2005 alleine in internistischen Abteilungen 58.000 Menschen an unerwünschten Arzneimittelnebenwirkungen (UAW) ums Leben kamen - Tendenz steigend. Damit waren UAW im Jahr 2005 die dritthäufigste Todesursache in Deutschland, nur noch übertroffen von Krebs und Herz-Kreislauf-Erkrankungen.

Insgesamt dürfte die Zahl der Todesfälle durch UAW noch weit höher als 58.000 liegen, da in dieser Zahl die Todesfälle durch UAW an anderen Abteilungen als Internistischen noch gar nicht berücksichtigt wurden. In den offiziellen Statistiken tauchen diese Todesfälle nicht auf, da diese Nebenwirkungen nicht offiziell gemeldet werden müssen und nur ca. maximal sechs Prozent der Vorkommnisse auch tatsächlich gemeldet werden.

Mithilfe der ätherischen Öle kann man oft auf die Einnahme von Medikamenten verzichten, sodass auch die Wahrscheinlichkeit einer unerwünschten Arzneimittelnebenwirkung - bei korrektem Einsatz der ätherischen Öle - nicht mehr gegeben ist.

Am Beispiel von Ritalin®, einem Medikament das täglich Millionen von Kinder gegen ADHS einnehmen, sieht man, dass es neben tödlichen Nebenwirkungen auch andere unangenehme Folgen haben kann, wenn man Medikamente einnimmt. So gilt Ritalin® beispielsweise als Auslöser für Diabetes, kann Depressionen verursachen, Selbstmordgedanken und psychotische Episoden fördern und zu Wachstumsverzögerungen und Hirnschäden führen. Gerade aber bei hyperaktiven Kindern hat sich der Einsatz von römischem Kamillenöl, Vetiver-, Lavendel-, Zedernholz-, Patchouli- und Bergamotteöl sehr bewährt.

Nebenbei bemerkt existiert eine Krankheit wie AD(H)S eigentlich nicht, wie sogar sein „Erfinder" noch auf dem Sterbebett zugab und viele prominente Hirnforscher, wie Prof. Dr. Gerald Hüther, immer wieder betonen. Vielmehr haben diese Kinder einfach einen enormen Bewegungsdrang, der oftmals durch zu viel Fernsehen und zu wenig Bewegung in freier Natur unterdrückt und durch zu viel Zucker und Weißmehl noch verstärkt wird.

Schulmedizinisches und pharmazeutisches Wissen ist oft einem sehr schnellen Wandel unterlegen: was heute verschrieben wird, wird morgen bereits als absolut gesundheitsschädlich verteufelt.

Dr. med. Rüdiger Dahlke hat dies in seinem Buch „Peace Food", das ich übrigens jedem gesundheitsbewussten Menschen wärmstens empfehlen kann, sehr trefflich formuliert:

„Die Halbwertszeit schulmedizinischen Wissens über Pharmakologie ist erschreckend gering. Was heute geschluckt wird, muss möglich-

erweise schon morgen verboten werden. Würde ich heute noch verschreiben, was ich zum Pharmakologie-Examen vor gut 30 Jahren heruntergebetet habe, machte ich mich heute strafbar."

Fast jedes schulmedizinische Medikament, das derzeit im Handel erhältlich ist, hat unangenehme Nebenwirkungen. Nebenwirkungen, die bie der Langzeiteinnahme auftreten sind meist noch nicht einmal bekannt.

Im Gegensatz dazu sind ätherische Öle über Jahrhunderte, manchmal sogar Jahrtausende hindurch, am Menschen erprobt und haben nachweislich, bei korrektem Einsatz kaum Nebenwirkungen gezeigt. Diese Langzeiterfahrungen über Wirkung und Nebenwirkungen hat man bei keinem der heute verwendeten, modernen schulmedizinischen Arzneimittel.

Kochen mit ätherischen Ölen

Eine wunderbare Art von den ätherischen Ölen zu profitieren, ist der Einsatz beim Kochen. Egal ob im Kuchen, in Keksen, im Salat, im Smoothie oder als Würze in der Spaghettisauce: mit ätherischen Ölen werden die Gerichte nicht nur schmackhafter, sondern auch gesünder. Smoothies zum Beispiel sind die perfekte Methode, um den Körper mit vielen wichtigen Vitaminen, Spurenelementen, Mineralstoffen, Ballaststoffen, Enzymen, Antioxidantien und vor allem sekundären Pflanzenstoffen zu versorgen. Mit den ätherischen Ölen kann man den gesundheitlichen Nutzen von Nahrunsgmitteln enorm steigern.

Aber nicht alle Öle eignen sich zum Kochen. Klarerweise sollten nur Öle von essbaren Pflanzen und natürlich auch nur in geringen Konzentrationen verwendet werden.

Pflanzen, die sich gut fürs Würzen und Aromatisieren von Getränken und Speisen eignen sind Copaiba, Lavendel, Orange, Pfefferminze, Rosmarin, Weihrauch und Zitrone. Aber auch andere Öle, die in diesem Buch keine Erwähnung finden, können verwendet werden, so zum Beispiel Mandarine oder Thymian.

[1] Dahlke, Ruediger: Peace Food - Wie der Verzicht auf Fleisch und Milch Körper und Seele heilt, Gräfe und Unzer Verlag GMBH, München, 2. Auflage 2012, Seite 30

CHIA-ZITRONEN-SOFTCAKES

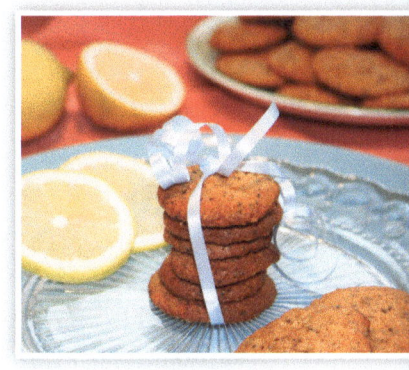

Zutaten für ca. 30 Kekse: 150g Einkorn-Vollkorn-mehl, 75ml Sonnenblumenöl, 100ml Hafermilch, 30g Rohzucker, 45g Birkenzucker, 15g Chia-Samen, 2 EL Wasser, 3 TL Backpulver, 1 EL Zitronensaft, 1/2 TL gemahlene Vanille, 8 Tropfen ätherisches Zitronenöl

Zubereitung: Ofen auf 200° C Heißluft vorheizen. Vollkornmehl, Backpulver, Vanille und Chia-Samen in einer Schüssel vermischen. In einer zweiten Schüssel Zucker, Öl, Hafermilch, Wasser, Zitronensaft und Zitronenöl vermischen. Nun die Zucker-Hafermilch-Masse mit dem Mehlgemisch vermengen, gut unterheben und ca. 5 Minuten quellen lassen. Auf ein mit Backpapier ausgelegtes Backblech setzt man nun je 1 TL Teig. Da die Kekse ziemlich aufgehen, sollte man zum nächsten Keks mindestens 2 cm Platz lassen. Das wiederholt man nun so lange, bis das Ganze Backblech voll ist. Der Teig sollte ca. 30 Kekse ergeben. Im Ofen 12 Minuten backen, danach auskühlen lassen und genießen.

SMOOTHIE "IMMUNBOOSTER"

Kurkuma-Orangen-Smoothie

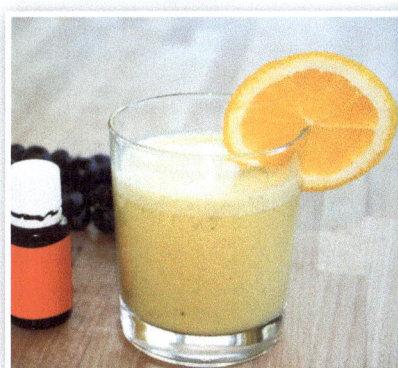

Dieser Smoothie wirkt stark entzündungs-hemmend, stärkt unsere Abwehrkräfte, hemmt das Krebswachstum und sorgt für gute Laune.

Zutaten für 1 Portion: 1/2 Banane, 1/2 Handvoll Cashew-Kerne, 3 Orangen, 1 TL Kurkuma, 1/2 TL Zimt, 1/4 TL Vanille, 2 Prisen Pfeffer, 1 Tropfen ätherisches Orangenöl, 1 Tropfen ätherisches Copai-baöl, etwas Wasser

Zubereitung: Die Orangen entsaften. Alle Zutat-en in einen Mixer geben und mit Wasser auf ca. 250ml auffüllen. Dann gut mixen bis ein sahniger Smoothie entstanden ist und genießen!

SMOOTHIE "FRISCHEKICK"

Pfefferminz-Schokoladen-Protein-Smoothie

Dieser Smoothie erfrischt, belebt und energetisiert unsere Körper. Er gibt Power und Kraft und wirkt kühlend an einem heißen Tag oder nach dem Work-Out.

Zutaten für 1 Portion: 1 TL Mandelmus, 2 EL geschälte Hanfsamen, 1 TL Kakaopulver, 1/2 TL gemahlene Vanille, 1/2 TL Maca, 1-2 Tropfen äther-isches Pfefferminzöl, 1-2 TL Ahornsirup, 200 ml Wasser

Zubereitung: Alle Zutaten im Standmixer cremig pürieren.

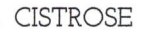

DIE 22 BESTEN ÄTHERISCHEN ÖLE VON A-Z

CISTROSE

Cistus ladaniferus

weitere Namen: Cistus, Cystus, Zistrose
verwendeter Pflanzenteil: Blüten, Blätter
Gewinnung: Wasserdampfdestillation
Haltbarkeit: 3 Jahre
Duftnote: würzig, balsamisch, warm, holzig, herb
Farbe: honigfarben
Anbaugebiet: Spanien, Portugal, Frankreich
Chakra: Solarplexus- und Herzchakra

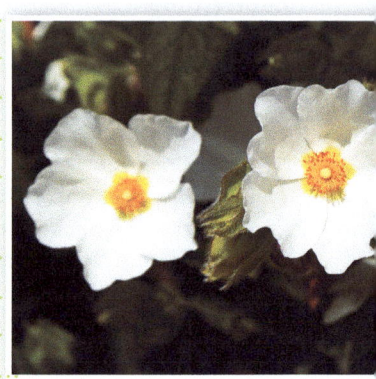

Interessant: Der mediterrane Cistrosenstrauch mit seinen wunderbar cremefarbenen Blüten ist schon seit Jahrtausenden zur Schönheits- und Gesundheitspflege bekannt. Die alten Ägypter benutzten die Cistrose bereits und selbst die Bibel berichtet schon von der Verwendung der Cistrose: damals wurden Könige und Hohepriester damit gesalbt.
Die vielen Anwendungsmöglichkeiten und Anwendungsgebiete machen sie fast zum Allheilmittel.

Besonders bewährt hat sie sich bei der **Wundbehandlung**: trägt man einen Tropfen ätherisches Cistrosenöl auf eine Wunde auf, kann man fast zusehen, wie sie sich schließt und verheilt. Selbes gilt für **Fieberbläschen**, die durch den Virus *Herpes simplex* hervorgerufen werden: diese beginnen fast augenblicklich zu heilen, egal in welchem Stadium man das Cistrosenöl aufträgt. Dies ist auf seine äußerst starke antivirale Kraft zurückzuführen.
Aufgrund dieser Eigenschaft wird es auch bei vielen **Kinderkrankheiten** und selbst bei der echten **Grippe** erfolgreich eingesetzt. Denn selbst Grippeviren kann die Cistrose den Garaus machen, wie nun medizinische Studien bestätigt haben.

Aber auch gegen allerlei **Bakterien** wirkt das ätherische Cistrosenöl wunderbar, so auch gegen multiresistente Keime des Typs *Enterobacter aerogenes*, wie wissenschaftliche Studien der Universität von Korsika aus dem Jahre 2011 bestätigen.

Aufgrund seiner wunderbaren Heilwirkung bei physischen und psychischen **Verletzungen**, wird es in der Aromatherapie als **Notfallöl** bezeichnet.

Für 1 Liter ätherisches Cistrosenöl benötigt man 17kg Blüten und Blätter.

körperliche Wirkung: antibakteriell, entzündungshemmend, schmerzstillend, antioxidativ, abwehrstärkend, immunstärkend, antiviral, antimykotisch, hautglättend, wundheilend, entkrampfend, wärmend, antiseptisch, adstringierend, geweberegenerierend, stillt Blutungen, ent-wässernd, lymphentstauend

geistige und seelische Wirkung: ausgleichend, entspannend, aphrodisierend, anregend, stimmungsaufhellend, stabilisierend, öffnet für Neues, stärkt die Persönlichkeit, bringt uns mit unseren Gefühlen in Kontakt, heilt seelische Verletzungen, unterstützt bei der Meditation, wirkt auf unser Unterbewusstsein

Anwendungsgebiete: Grippe, Erkältung, Akne, Neurodermitis, Falten, Herpes simplex, Gürtelrose, fettige und unreine Haut, Geschwüre, Ekzeme, Wundheilung, Schock, Trauer, Trauma, Stress, Nervosität, Schuppenflechte, Schwellungen, Schürfwunden, Prellungen, Lymphstau, Ödeme, Blasenentzündung, Durchfall, Einsamkeit, Gefühlsarmut, schlecht heilende Wunden, Schlafstörungen, Menstruationskrämpfe, Hautkrebs, Krebs, Pilzinfektionen, Magen-Darm-Infekte, Mandelentzündung, Halsentzündung, Multiple Sklerose, Röteln, Scharlach, Windpocken, Keuchhusten, Meditation, Lymphdrainage, Venenentzündung, Entzündungen

Praxistipps:

Hautproblemen: 4 Tropfen Cistrosen-, 4 Tropfen Lavendel- und 4 Tropfen Immortellenöl mit 10ml Jojobaöl mischen und bei Schuppenflechte, Neurodermitis, Ekzemen oder Hautproblemen auftragen.

Erkältungsbalsam: Unterstützend bei viralen und bakteriellen Er-

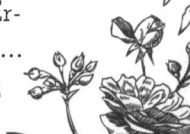

krankungen massiert man zwei- bis dreimal täglich eine Mischung aus 1 TL Olivenöl, 3 Tropfen Cistrosen-, 1 Tropfen Zitronen-, 2 Tropfen Zypressen- und 3 Tropfen Weihrauchöl über die betroffenen Stellen. **Umschläge/Kompressen:** bei schlecht heilenden Wunden mischt man 3 Tropfen Cistrosenöl mit 10 ml Propolistinktur oder Manukahonig und gibt einen Teil der Mischung drei mal täglich als Umschlag. **Massageöl:** speziell zur Lymphdrainage wirken 5 Tropfen Cistrosen- und 5 Tropfen Orangenöl auf 30 ml Mandelöl sehr gut.

! In der Schwangerschaft sollte dieses Öl sicherheitshalber nicht angewendet werden.

COPAIBA
Copaifera reticulata

weitere Namen: Copaiva
verwendeter Pflanzenteil: Balsam/Harz
Gewinnung: Wasserdampfdestillation
Haltbarkeit: 2 Jahre
Duftnote: medizinisch, holzig, balsamisch, pfeffrig
Farbe: farblos bis gelblich
Anbaugebiet: Amazonasgebiet
Chakra: Sakralchakra

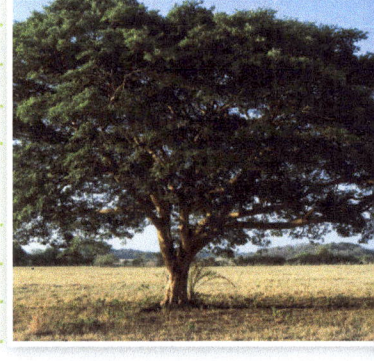

Interessant: Der Copaiba-Baum wächst hauptsächlich in den Regenwäldern des Amazonas und wird bis zu 18 Meter hoch. Zur Gewinnung des Balsams wird ein Keil in die Rinde bis ins Baummark getrieben. Dieser sondert daraufhin bis zu 5 Liter des wirksamen Balsams ab, bevor die Wunde wieder sorgsam mit Wachs verschlossen wird. Das Öl wird dann aus dem Balsam gewonnen. Aus zwei Gramm Balsam werden dabei ein Gramm ätherisches Öl hergestellt. Das sehr milde Öl gilt als **Allheilmittel des Amazonas**, da es für eine große Bandbreite an Problemen eingesetzt werden kann. In der Naturheilkunde des Amazonas wird es traditionell unter anderem zur **Wunddesinfektion**, zur Behandlung von **Geschlechtskrankheit-**

en, bei **Hautkrankheiten** wie Schuppenflechte (Psoriasis) oder bei **Husten** angewandt. Sogar die Nabelschnur der Neugeborenen wird damit behandelt, um eine bessere Wundheilung zu gewährleisten: und tatsächlich hat Copaibaöl eine außerordentlich wundheilende, entzündungshemmende und desinfizierende Wirkung, wie die moderne Wissenschaft inzwischen bestätigt hat.

Ätherisches Copaibaöl wirkt wegen dem hohen Gehalt an Beta-Caryophyllen als **eines der stärksten natürlichen Antibiotika**. Laut Forschung wirkt das Öl zudem stark **entzündungshemmend** und konnte in Tests die Wirkung von Diclofenac-Natrium - dies ist eines der am häufigsten verschriebenen Mittel gegen Entzündungen und Schmerzen - in den Schatten stellen: Copaibaöl war sogar doppelt so wirksam. In Mischungen verstärkt es die Wirksamkeit der beigefügten Öle.

Für 1 Liter ätherisches Copaibaöl benötigt man etwa 2kg Balsam.

körperliche Wirkung: stark entzündungshemmend, antibakteriell, antiviral, desinfizierend, schleimlösend, antiseptisch, harntreibend, schmerzlindernd, antimykotisch, blutdrucksenkend, adstringierend, antitumoral, wundheilend, hautpflegend, nervenstärkend, hautberuhigend

geistige und seelische Wirkung: entspannend, ausgleichend, harmonisierend, schenkt Gelassenheit und Kraft

Anwendungsgebiete: Entzündungen, Krebs, Bronchitis, Kehlkopfentzündung, Schuppenflechte, entzündliche Hautkrankheiten, Neurodermitis, Akne, Parasiten, Würmer, Husten, Halsschmerzen, Blasenentzündung, Harnwegsinfekte, Nierenbeckenentzündung, Geschlechtskrankheiten, Durchfall, Stress, Wundbehandlung, Ekzeme, Schuppen, Infektionen, Magengeschwür, Gastritis, Zwölffingerdarmgeschwür, Arthritis, Rheuma, Schleimbeutelentzündung, Insektenstiche, Verdauungsbeschwerden, Schrunden, bakterielle Infektionen

Praxistipps:
Akne: in einer 1:1 Verdünnung zwei- bis dreimal täglich auf Ekzeme, Akne oder unreine Haut geben - verschafft rasch Linderung.
Wunden: zur Desinfektion und zur schnelleren und besseren Wund-

heilung gibt man 1 Tropfen Copiabaöl zwei- bis dreimal täglich unverdünnt auf die Wunde.

Entzündungen: zur Unterstützung bei jeglicher Entzündung gibt man 1-2 Tropfen Copaibaöl unverdünnt auf die betroffenen Stellen.

Hauterkrankungen: bei Neurodmeritis und Psoriasis (Schuppenflechte) gibt man zweimal täglich 1 Tropfen ätherisches Copaibaöl unverdünnt auf die betroffenen Hautstellen und verreibt es sanft.

Anti-Ageing: Zur Glättung der Nasiolabialfalten (dies sind die Falten links und rechts vom Mund, die sich von der Nase Richtung Kinn ziehen und uns schnell älter wirken lassen) gibt man 1 Tropfen Copaibaöl ca. 1 mal täglich unverdünnt auf die Stelle und massiert ihn leicht ein. Bei sehr trockener Haut kann man das ätherische Copaibaöl auch mit einem Tropfen Olivenöl mischen.

Erfahrungsbericht Hundebiss

Bei einem Hundebiss gab die betroffene Person sofort einige Tropfen Weihrauchöl auf die Wunde, um diese zu desinfizieren. Dies hauptsächlich deshalb, weil es das einzige Öl war, das sie zu dem Zeitpunkt mitführte und es außerdem sehr gut verträglich und mild ist.

Zuhause angekommen gab sie sofort einige Tropfen ätherisches Copaibaöl auf die Wunde und wiederholte dies im Laufe des Abends und des nächsten Morgens einige Male. Danach ging sie zum Arzt, um die Wunden begutachten zu lassen.

Der Arzt fragte erstaunt, ob der Biss wirklich erst am Vortag passiert sei, da die Wunde bereits sehr gut verheilen und eigentlich auf einen älteren Biss hinweisen würde. Zudem erklärte er, dass er normalerweise bei Tierbissen immer Antibiotika verschreiben würde, weil diese Wunden oft sehr schlecht heilen und oft Komplikationen auftreten. In diesem Fall sei das aber nicht nötig, da die Wunde offensichtlich nicht entzündet sei und bereits sehr gut heile.

Mit dem Auftragen des Copaibaöls wurde so lange weitergemacht, bis der Biss komplett verheilt war. Es blieb keine sichtbare Narbe zurück.

EUKALYPTUS
Eucalyptus globulus, Eucalyptus radiata

weitere Namen: Fieberbaum
verwendeter Pflanzenteil: Blätter, Zweige
Gewinnung: Wasserdampfdestillation
Haltbarkeit: 2-3 Jahre
Duftnote: medizinisch, frisch, würzig
Farbe: gelblich bis grünlich
Anbaugebiet: Australien, Asien, Arabien, Europa
Chakra: Kehlkopfchakra

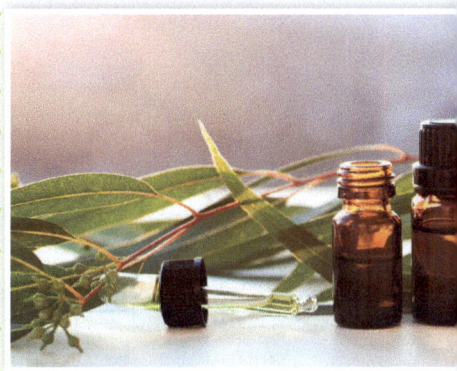

Interessant: Ursprünglich war der Eukalyptusbaum nur in Australien beheimatet, inzwischen findet man ihn aber in weiten Teilen der Welt. Sogar im Mittelmeerraum ist er inzwischen zu Hause. Bei den Aborigines – den australischen Ureinwohnern – gilt Eukalyptus als Universal-Heilmittel und dementsprechend breitgefächert ist auch sein Einsatzgebiet.

Eukalyptusöl zählt wohl zu den bekanntesten ätherischen Ölen überhaupt und wird wegen seiner **schleimlösenden** Wirkung vor allem bei allen Arten von **Atemwegserkrankungen** eingesetzt.

Es gibt über 600 verschiedene Eukalyptusarten, die sich hinsichtlich der Zusammensetzung ihrer Wirkstoffkomponenten stark voneinander unterscheiden können. Am meisten Verwendung finden Eucalyputs globulus und Eucalyptus radiata, wobei Eucalyptus globulus als kraftvoller und wirksamer gilt, wohingegen Eucalyptus radiata als sanfter und verträglicher angesehen wird.

Der Hauptinhaltsstoff des Eukalyptus – nämlich 1,8-Cineol oder auch Eukalyptol genannt – wirkt stark **entzündungshemmend** und hat eine **kortisonähnliche** Wirkung. So kann er dieses Medikament bei der Behandlung von Asthma und COPD ergänzen. Auch in klinischen Studien hat sich Eukalyptusöl als wirksam in der Behandlung dieser beiden Atemwegserkrankungen erwiesen.

Aber auch auf unsere Psyche wirkt ätherisches Eukalyptusöl ausgezeichnet. So konnte eine Studie aus dem Jahr 2014 zeigen, dass Patienten, die vor einer Operation Eukalyptusöl inhalierten, signifikant **weniger unter Angst litten** als Patienten der Kontrollgruppe. Hierbei erwies sich Eukalyptusöl als stärker als das Inhalieren des Hauptinhaltsstoff 1,8-Cineol alleine.

Für 1 Liter ätherisches Eukalyptusöl benötigt man 50kg Blätter und Zweige.

körperliche Wirkung: schleimlösend, durchblutungsfördernd, krampflösend, antiviral, antiseptisch, antibakteriell, entzündungshemmend, wundheilend, fiebersenkend, antiparasitär, antimykotisch, erhöht die Sauerstoffaufnahme in den Zellen, kortisonähnlich, blutzuckersenkend, kreislaufanregend, schmerzlindernd

geistige und seelische Wirkung: anregend, fördert klare Gedanken, aufmunternd, konzentrationsfördernd, stimmungsaufhellend, angstlösend

Anwendungsgebiete: Atemwegserkrankungen, Bronchitis, Schnupfen, Husten, Erkältungen, Heiserkeit, Halsentzündung, Halsschmerzen, Angina, Stirnhöhlenentzündung, Sinusitis, Asthma, COPD, Grippe, Fieber, Muskelschmerzen, Gelenkschmerzen, Rheuma, Schuppen, Akne, Müdigkeit, Antriebsschwäche, Kopfschmerzen, Wunden, Neurodermitis, Schuppenflechte, Harnwegsentzündung, Darmparasiten, Migräne, Diabetes, Verbrennungen, Insektenabwehr, Nervenentzündung, Neuralgien, Entzündungen, Ängste

Praxistipps:
Raumduft: bei Husten, Asthma, Schnupfen, etc. vernebelt man 5 Tropfen ätherisches Eukalyptusöl.

Einreibung/Massageöl: 2 Tropfen Eukalyptus- und 1 Tropfen Fichtenöl mit 1 EL Olivenöl vermischen und bei Erkältungen oder Muskelschmerzen z.B. auf Brust und Rücken reiben.

Inhalation: bei Erkältungen, Atemwegserkrankungen und dergleichen kann man 10 Tropfen in eine Schüssel mit heißem Wasser geben und bis zu drei mal täglich inhalieren.

Badezusatz: 2 Tropfen ätherisches Eukalyptusöl mit 2 EL Meersalz vermischen und ins einlaufende Badewasser geben, lindert Schmerzen und Entzündungen und sorgt dafür, dass wir wieder durchatmen können.

! Eukalyptusöl bei Kindern erst ab dem Kindergartenalter anwenden. Nicht für Epileptiker und Menschen mit Bluthochdruck geeignet.

FICHTE
Picea abies

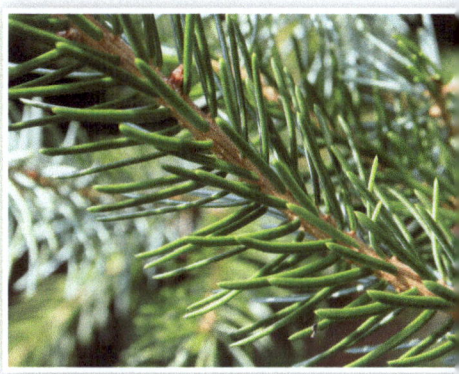

weitere Namen: Gemeine Fichte
verwendeter Pflanzenteil: Nadeln, Zweige
Gewinnung: Wasserdampfdestillation
Haltbarkeit: 1,5 Jahre
Duftnote: frisch, balsamisch, würzig, waldig
Farbe: farblos, blass-gelb
Anbaugebiet: Sibirien
Chakra: Wurzel- und Herzchakra

Interessant: Die gemeine Fichte gehört zur Familie der Kieferngewächse, wird bis zu 60m - vereinzelt sogar bis zu 80m hoch und ist der einzige Vertreter ihrer Gattung, der in Mitteleuropa heimisch ist. Sie gehört zu den häufigsten Nadelbäumen in unseren heimischen Wäldern, weshalb es nicht verwundert, dass wir beim Geruch des Öls sofort an einen Waldspaziergang denken.

Aufgrund der **bronchienerweiternden, schleimlösenden und entkrampfenden Wirkung** hat sich der Einsatz des ätherischen Fichtenöls vor allem bei der Behandlung von **Atemwegserkrankungen** bewährt. Aber auch bei der Behandlung von **Muskelkater, Rheuma oder Gicht** ist das ätherische Fichtenöl aufgrund seiner **durchblutungsfördernden** und **entzündungshemmenden** Wirkung äußerst beliebt. Um einen Liter des Öls zu erhalten, braucht man 100 kg Zweige und Nadeln.

körperliche Wirkung: entkrampfend, antiseptisch, schleimlösend, durchblutungsfördernd, entzündungshemmend, bronchienerweiternd, antiparasitär, adstringierend, schweißtreibend, harntreibend, antibakteriell, antiviral, antitumoral, entwässernd, nierenanregend, leberstärkend, auswurffördernd, immunstärkend, antioxidativ

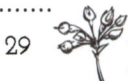

geistige und seelische Wirkung: ausgleichend, entspannend, erfrischend, zentrierend, stimmungsaufhellend, aphrodisierend, erdend, löst Blockaden und seelisches Ungleichgewicht

Anwendungsgebiete: Rheuma, Gicht, Durchblutungsstörungen, Atemwegserkrankungen, Erkältung, Grippe, Bronchitis, Husten, Asthma, Schnupfen, Stress, Erschöpfung, Muskelschmerzen, Krämpfe, Meditation, Krebs, COPD, Schwäche, Nervosität, Lungenentzündung, Nierensteine, Rachitis, Gallenblasenentzündung, Lebererkrankungen, Immunschwäche, Frühjahrsmüdigkeit, Überanstrengung von Geist und Körper

Praxistipps:
Grippe/Atemwegserkrankungen: Bei Grippe und Atemwegserkrankungen vernebelt man 6 Tropfen Fichtennadelöl und 2 Tropfen Eukalyptusöl. Dies wirkt nicht nur direkt auf die Atemwege, sondern reinigt und desinfiziert zusätzlich die Luft und befreit sie von Krankheitserregern.
Fichtennadeltee: Gibt man 1 Tropfen ätherisches Fichtennadelöl zusammen mit 1 TL Honig und etwas Zitronensaft in heißes Wasser, erhält man einen schmackhaften Tee, der bei Atemwegserkrankungen lindernd und heilend wirkt.
Inhalieren: Bei Atemwegserkrankungen, Grippe und Co gibt man 2 Tropfen Fichtennadel-, 2 Tropfen Lavendel- und 1 Tropfen Oreganoöl in eine Schüssel mit heißem Wasser und inhaliert 3 mal täglich 10 Minuten.
Entspannungsbad: ein entspannender und beruhigender Badezusatz nach einem anstrengenden Tag: 4 Tropfen Fichtennadelöl mit 1 EL Honig mischen und zum einlaufenden Badewasser geben.
Luftreinigung: Fichtenöl reinigt die Luft auch auf energetischer Ebene. In Räumen mit viel Publikumsverkehr, z.B. Geschäftsräumen, Praxen, etc. kann man 3-4 Tropfen ätherisches Fichtennadelöl vernebeln, um eine gute, entspannte und gesunde Atmosphäre zu schaffen.

GEWÜRZNELKE

Syzygium aromaticum

weitere Namen: Nelke
verwendeter Pflanzenteil: Blütenknospen, Blätter
Gewinnung: Wasserdampfdestillation
Haltbarkeit: 5 Jahre
Duftnote: würzig, warm, erdig
Farbe: orange-braun
Anbaugebiet: Malaysien, Indonesien, Madagaskar, Philippinen, Molukken, Sri Lanka
Chakra: Wurzel- und Solarplexuschakra

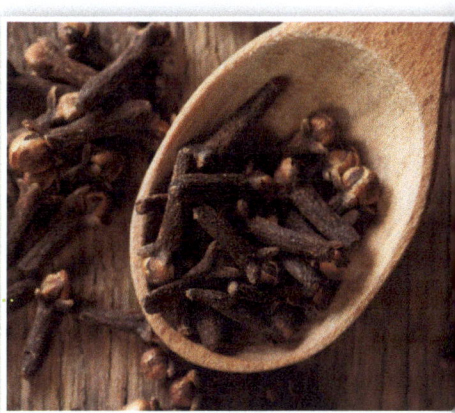

Interessant: Die Gewürznelke ist die Frucht eines aus den Philippinen stammenden Baumes – dem Gewürznelkenbaum. Inzwischen findet man die Gewürznelke aber auch in anderen Ländern der Welt, so zum Beispiel in Sri Lanka und Malaysien. Im vierten Jahrhundert n. Chr. fand die Nelke ihren Weg nach Europa, wo sie wegen ihrer **antibakteriellen und antiseptischen Eigenschaften** zur Behandlung von allerlei **Infektionskrankheiten** und sogar der Pest eingesetzt wurde. Heutzutage ist die Nelke vorwiegend als Küchengewürz bekannt.

Bei uns findet man zwei verschiedene Gewürznelkenöle im Handel. Einerseits das Öl aus den Blüten, dieses besitzt einen lieblicheren Duft und ist etwas teurer, und andererseits das etwas krautiger riechende Öl aus den Blättern, das preiswerter, aber dafür nicht so gut verträglich ist. Die Wirkungsweise beider Öle ist vergleichbar, sie weisen alle beide einen hohen Gehalt an Eugenol (70-80%) auf, was ihre große **antibakterielle Kraft** erklärt. Eugenol wirkt allerdings auch stark **hautreizend**, darum muss man bei der Anwendung des Gewürznelkenöls auf eine ausreichende Verdünnung achten. Pur ist dieses Öl in der Lage sogar Metalle zu zersetzen.

Auch die **antioxidative Kapazität** des ätherischen Gewürznelkenöls ist mit über 1.000.000 µTE/100g außergewöhnlich groß, weshalb man auch bei Mischungen gegen Falten und Hautalterung immer an dieses Öl denken sollte.

In verschiedenen Studien zeigte das ätherische Öl der Gewürznelke zudem deutliche **Anti-Tumor-Effekte** auf unterschiedliche Krebsarten, wie z.B. bei Leukämie, Brustkrebs und Speiseröhrenkrebs.

Eine Studie aus dem Jahr 2012 untersuchte die Wirkung von ätherischem und eugenolreichem Gewürznelkenöl auf das Krankheitsgeschehen bei **Osteoporose** am Tiermodell und kam dabei zu dem Schluss, dass durch die Gabe von Gewürznelkenextrakt die Knochendichte, der Mineraliengehalt und die Stärke der Knochen im Gegensatz zur Kontrollgruppe signifikant verbessert wurden.

Für 1 Liter ätherisches Nelkenöl benötigt man 6-8 kg Gewürznelken.

körperliche Wirkung: antibakteriell, stark antioxidativ, antimykotisch, antiviral, betäubend, schmerzlindernd, antiseptisch, blähungswidrig, krampflösend, entzündungshemmend, durchblutungsfördernd, antitumoral, insektizid

geistige und seelische Wirkung: anregend, kräftigend, stimulierend, konzentrationsfördernd, entspannend, hilft loszulassen, schenkt Selbstvertrauen und Zuversicht

Anwendungsgebiete: Erschöpfung, Rheuma, Gelenkschmerzen, Zahnschmerzen, Zahnfleischentzündung, Muskelschmerzen, Halsschmerzen, Bronchitis, Husten, Erkältung, Mandelentzündung, Halsentzündung, Magen-Darm-Infekte, Durchfall, Blähungen, Krätze, Wundbehandlung, Insektenstiche, Warzen, Pilzinfektionen, Krebs, Tumore, Osteoporose

Praxistipps:

Gurgellösung: 1 Tropfen Nelkenöl und 1 TL Salz in einem Glas Wasser auflösen (gut umrühren!) und damit 2-3 mal täglich gurgeln, hilft bei Zahnfleischentzündungen genauso wie bei Zahnschmerzen.

Zahnschmerzen: bei Zahnschmerzen tropfen Sie 1 Tropfen Nelkenöl auf einen Wattebausch und legen diesen direkt auf den schmerzenden Zahn.

Insektenabwehr: 1-2 Tropfen Gewürznelkenöl in der (natürlichen!) Sonnencreme schützt sicher vor lästigen Moskitos.

Wespen mögen den Nelkenduft übrigens überhaupt nicht: einige

Tropfen Nelkenöl auf ein Stückchen Holz getropft, schafft Ihnen die lästigen Insekten vom Hals.

Inhalieren: 2 Tropfen Nelkenöl in eine Schüssel mit heißem Wasser tropfen und 3 mal täglich 10 Minuten inhalieren, hilft ausgezeichnet bei Erkältungen und Husten.

Osteporose: bei Osteporose kann man unterstützend 4 Tropfen Nelken-, 4 Tropfen Rosmarin- und 10 Tropfen Weihrauchöl mit 5ml Johanniskrautöl mischen und mehrmals täglich auf die betroffenen Regionen auftragen. Die Mischung erhöht die Sonnenempfindlichkeit der Haut, darum direkte Sonnenbestrahlung der Region vermeiden.

! Das ätherische Öl der Gewürznelke ist stark hautreizend deshalb immer nur stark verdünnt anwenden. In der Schwangerschaft soll auf dieses Öl verzichtet werden, da es als wehenauslösend gilt. Auch für Kinder ist es nicht geeignet.

IMMORTELLE
Helichrysum angustifolium, Helichrysum italicum

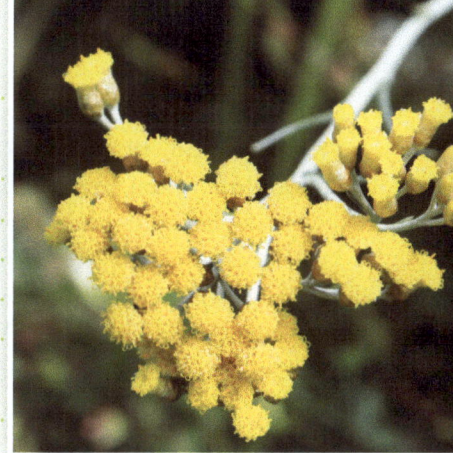

weitere Namen: Currykraut, italienische Strohblume, Katzenpfötchen, Sonnengold, die Unsterbliche

verwendeter Pflanzenteil: blühendes Kraut

Gewinnung: Wasserdampfdestillation

Haltbarkeit: 5 Jahre

Duftnote: schwer, holzig, warm, krautig

Farbe: blassgelb bis rot

Anbaugebiet: Kroatien, Frankreich, Mittelmeerraum, Spanien, Italien, Dalmatien

Chakra: Wurzelchakra

Interessant: Die Immortelle oder italienische Strohblume, wie sie auch genannt wird, ist im Mittelmeerraum heimisch und gehört zur Familie der Korbblütler. Der würzige, curryartige Duft des an Lavendel erinnernden Halbstrauches hat ihm auch den Namen Currykraut eingebracht. Seine Blüten sind allerdings im Gegensatz zum Lavendel wunderbar gelb und kugelförmig.

Das ätherische Immortellenöl eignet sich hervorragend als „**Erste-Hilfe-Öl**" bei Verletzungen. Seine antikoagulativen Eigenschaften wirken **Schwellungen**, Schmerzen und **blauen Flecken** entgegen. Zudem wirkt es **schmerzlindernd** und **krampflösend**.

Aber dieses Öl kann noch viel mehr: seine **antibakteriellen und entzündungshemmenden Wirkstoffe** übertreffen sogar die blaue Kamille und selbst gegen multiresistente Bakterien ist es wirksam.

Auch aufgrund seiner guten Wirkung gegen verschiedene **Viren**, ist das ätherische Öl der Immortelle bekannt: es wird gerne bei **Herpes** und **Warzen** eingesetzt und im Labor war es gegen Malaria-Erreger wirksam. Zusätzlich wurde im Labor auch eine Wirkung gegen unterschiedliche Krebszellen, sowie seine gute Wirkung gegen Pilze nachgewiesen.

Auf der seelischen Ebene kann das Öl in einer Mischung mit Basilikum- und Pfefferminzöl **Burnout und Erschöpfung** entgegenwirken, wie in einer kleinen Studie festgestellt wurde.

Für 1 Liter ätherisches Immortellenöl benötigt man eine Tonne des blühenden Krautes.

körperliche Wirkung: antiseptisch, fiebersenkend, stark entzündungshemmend, stark antibakteriell, antiviral, entgiftend, schleimlösend, antiallergisch, schmerzlindernd, krampflösend, antikoagulativ, gewebeneubildend, wundheilend, antioxidativ, unterstützt Nerven- und Kreislaufsystem, leberstärkend, hautstraffend, bindegewebsstraffend, regt den Lymphfluss an

geistige und seelische Wirkung: erdet, zentriert, befreit von psychischem Ballast, heilt seelische Verletzungen, führt uns in Unbewußte

Anwendungsgebiete: Prellungen, Verstauchungen, Zerrungen, blaue Flecken, Sportverletzungen, Cellulite, Husten, Heiserkeit, Bronchitis, Grippe, Erkältung, Magen-Darm-Infekt, Bindegewebsschwäche, Narben, Meditation, Akne, Sonnenbrand, Allergien, Schuppenflechte, Abszesse, Ekzeme, Warzen, Herpes, Kopfschmerzen, Neuralgien, Arthritis, Krampfadern, Sinusitis, Ödeme, Wunden, Malaria, Muskelverspannungen, Stress, Infektionskrankheiten, Leberprobleme, Entgiftung, Venenentzündung, Thrombosen, Ödeme, Lymphdrainage, Burnout, Überarbeitung, Erschöpfung

Praxistipps

Massageöl: 3 Tropfen Immortellenöl mit 1 EL Mandelöl mischen und bei Muskelverspannungen, Prellungen, blauen Flecken und ähnlichem anwenden.

Vernebeln: zur Meditation vernebelt man 3 Tropfen Immortellen-, 1 Tropfen Cistrosen- und 3 Tropfen Orangenöl. Diese Mischung reinigt auch die Atemluft von Krankheitserregern und eignet sich auch zu Grippezeiten oder bei Erkältungen.

Erkältungen: Bei Husten, Bronchitis und Erkältungen vernebelt man 4 Tropfen Immortellen-, 3 Tropfen Zitronen- und 3 Tropfen Zypressenöl.

After-Sun-Öl: Bei Sonnenbrand mischt man 5 Tropfen Immortellen- und 20 Tropfen Lavendelöl mit je 20 ml Johanniskrautöl und Kokosöl.

Erschöpfung: bei Burnout oder Erschöpfung kann man 1 Tropfen Immortellen- und 1 Tropfen Pfefferminzöl auf ein Tuch geben und ein paarmal tief einatmen. Bei Bedarf wiederholen!

! Dieses Öl sollte keinesfalls eingenommen werden, da es zu schweren Nebenwirkungen kommen kann.

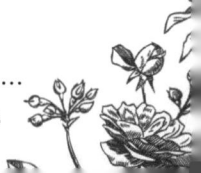

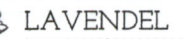

LAVENDEL VERA

lavandula angustifolia

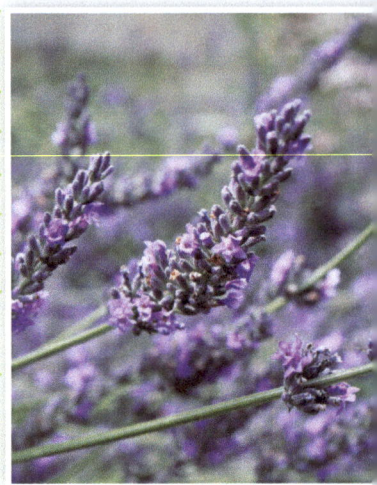

weitere Namen: Echter Lavendel, Lavandula officinalis

verwendeter Pflanzenteil: Blütenrispen

Gewinnung: Wasserdampfdestillation

Haltbarkeit: 3-4 Jahre

Duftnote: blumig, kräuterartig, mild

Farbe: farblos bis gelblich

Anbaugebiet: Russland, Frankreich, Bulgarien

Chakra: wirkt auf alle Chakren ausgleichend, besonders auf das Solarplexus- und das Kronenchakra

Interessant: Eigentlich stammt der Lavendel aus Persien, fand dann aber über die Kanarischen Inseln seinen Weg nach Europa und ist heute im gesamten Mittelmeergebiet und in Zentraleuropa und England heimisch. Lavendel zählt zu den älteren Heilpflanzen und war bereits den alten Römern bekannt und teuer. Lavendelöl ist eines der bekanntesten und vielseitigsten Öle der Aromatherapie. Es wird normalerweise aus der Blüte und dem Kraut der Pflanze mittels Dampfdestillation gewonnen. Sein würziger Duft macht es zum beliebten Mischöl.

Eine der hervorstechendsten Eigenschaften des Lavendelöls ist seine **harmonisierende Wirkung.** So wirkt es einerseits beruhigend und kann somit auch gut als Einschlafhilfe verwendet werden, andererseits wirkt es bei Bedarf auch stärkend und anregend. Wann immer man ein körperliches oder seelisches Ungleichgewicht ausgleichen möchte, sollte man auch an Lavendelöl denken. So kann man es sowohl bei hormonellen Störungen als auch bei Entgleisungen des Blutdruckes (sowohl zu hoch als auch zu niedrig) und ähnlichem unterstützend anwenden.

Es ist äußerst gut hautverträglich und kann pur und unverdünnt auf die Haut aufgetragen werden. Es gilt als äußerst mild und ist auch für sensible Personen wie Kinder gut geeignet. Allerdings sollte man sich vergewissern, dass man es auch mit dem echten Lavendelöl zu tun hat und nicht mit dem Speiklavendel, Lavandin oder einer synthetischen Variante. Darum immer auf die lateinische Bezeichnung und auf Naturreinheit achten.

Ätherisches Lavendelöl empfiehlt sich bei **Wunden** genauso wie bei **Sonnenbrand** und **Verbrennungen**. Auch in der **Haut- und Haarpflege** hat es einen festen Stellenwert und zur Behandlung kleinerer **Mitesser und Pickel** ist es bestens geeignet.

Vor allem wegen seiner starken **schmerzlindernden** Wirkung rückte es in letzter Zeit in den Fokus der Wissenschaft: bei jeder Art von Schmerzen wirkt Lavendelöl phänomenal, wie kürzlich eine Studie an frischoperierten Patienten in New York eindrucksvoll bewies (siehe Seite 15).

Eine weitere wunderbare Eigenschaft des echten Lavendelöls ist seine **entzündungshemmende** Wirkung, weshalb es auch zur Behandlung von **Asthma** eingesetzt werden kann. So wurde in einer wissenschaftlichen Studie am Mausmodell gezeigt, dass das Inhalieren von ätherischem Lavendelöl in der Lage ist, die entzündlichen Reaktionen bei Asthma in der Lunge und den Bronchien signifikant zu reduzieren. Die Forscher kamen zu dem Schluss, dass echtes ätherisches Lavendelöl sich für eine alternative Behandlung von bronchialem Asthma eignen kann.

Weniger bekannt ist, dass Lavendelöl auch gegen unterschiedliche **Krebszellen** äußerst wirksam ist. In einer Studie aus dem Jahre 2014 wurde aufgezeigt, dass echtes ätherisches Lavendelöl zytotoxisch gegen Gebärmutterhals- und Brustkrebszellen wirksam war und ihren programmierten Zelltod auslöste, wohingegen normale menschliche Zellen nicht angegriffen wurden.

Für einen Liter echtes ätherisches Lavendelöl benötigt man 120-150kg Blütenrispen.

körperliche Wirkung: antiseptisch, entzündungshemmend, antibakteriell, antiviral, durchblutungsfördernd, wundheilend, stark

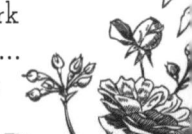

schmerzlindernd, immunstärkend, antimykotisch, harntreibend, schweißtreibend, adstringierend, schleimlösend, auswurffördernd, regt die Gallenflüssigkeit an, hautpflegend, entwässernd, regt das Lymphsystem an, herzstärkend, krampflösend, entgiftend, leberstärkend, zellerneuernd, juckreizstillend, insektizid, antiparasitär, blutdruckregulierend, hormonregulierend, antitumoral

geistige und seelische Wirkung: ausgleichend, beruhigend, entspannend, harmonisierend, schlaffördernd, je nach Situation auch anregend, gibt neuen Mut, gleicht unsere Chakren aus, angstlösend, nervenstärkend, stimmungsaufhellend, fördert Neues und hilft, Altes loszulassen

Anwendungsgebiete: Mitesser, Pickel, spröde Lippen, Insektenstiche, Wundreinigung, Verbrennungen, Sonnenbrand, Verringerung von Narbengewebe (auch bei älteren Narben), Wundheilung, Schuppen, Krampfadern, Blutergüsse, Schnupfen, Halsschmerzen, trockene Haut, Schlafstörungen, Prellungen, Stress, Schnittwunden, Meditation, Schmerzen, Operationen, Pilzinfektionen, Fußpilz, Hautunreinheiten, Asthma, Blasenentzündung, Bronchitis, Epilepsie, Fieber, Grippe, Krämpfe, Husten, Reizbarkeit, Stress, Nervosität, Abszesse, Geschwüre, Bluthochdruck, niedriger Blutdruck, Menstruationsbeschwerden, PMS, Dermatitis, Gallenprobleme, Ödeme, Lymphdrainage, Fisteln, Erkältungen, Herpes, Kopfschmerzen, Ohrenschmerzen, Schuppenflechte, Neurodermitis, Reisekrankheit, Rheuma, Entgiftung, Schwangerschaftsstreifen, Ängste, Demenz, Alzheimer, Depressionen, Lungenkrankheiten, Parasiten, Panikattacken, Burn-Out, Muskelverspannungen, Muskelschmerzen, Migräne, Wechseljahrsbeschwerden, Blähungen, Magen-Darm-Be-schwerden, Aggressivität, Krebs

Praxistipps:
Narbenöl: 2 Tropfen Lavendelöl, 2 Tropfen Weihrauch- und 1 Tropfen Cistrosenöl mit 1 Tropfen Olivenöl vermischen und auf dicke, wulstige und gerötete Narben auftragen.
Massageöl: bei Muskelverspannungen oder Kopfschmerzen und Migräne mischt man 15 Tropfen Lavendelöl, 5 Tropfen Pfefferminzöl und 10ml Mandelöl und massiert damit die betroffenen Stellen bzw. bei Kopfschmerzen Stirn und Nacken.
Krampfadern: bei Krampfadern mischen Sie 20 Tropfen Lavendelöl,

10 Tropfen Lemongras- und 5 Tropfen Zitronenöl mit 5ml Olivenöl und massieren Sie dies mehrmals täglich leicht auf die Krampfadern. Wegen dem enthaltenen Zitronenöl mindestens 12 Stunden lang die Hautstelle nicht der Sonne oder UV-Licht aussetzen.

Verbrennungen: Bei Verbrennungen geben Sie etwas pures echtes ätherisches Lavendelöl auf die Verbrennung. Die Wunde heilt dann schnell und problemlos ab.

Prellungen: Bei Blutergüssen oder Prellungen mischen Sie 2 Tropfen Lavendelöl, 1 Tropfen Cistrosenöl und 2 Tropfen Olivenöl und reiben die Mischung auf den blauen Fleck.

Schlafprobleme: Bei Schmerzen oder Schlafproblemen verreiben Sie 1 Tropfen Lavendelöl pur auf jede Fußsohle. Bei Bedarf wiederholen.

Insektenstiche: Bei Insektenstichen, wie Bienen- und Wespen- aber auch Gelsenstichen, geben Sie 1-2 Tropfen pur auf die Einstichstelle. Dies wirkt schmerz- und juckreizstillend. Zudem desinfiziert es die Einstichstelle, beugt einer Entzündung vor und beschleunigt die Heilung.

Inhalieren: Bei Reiseübelkeit, Schock, Stress oder Panikattacken 2-3 Tropfen Lavendelöl auf ein Stofftuch tropfen und bis eine Beruhigung eintritt mehrmals tief inhalieren.

Einschlafduft: Zum Einschlafen und Abschalten vernebelt man 3 Tropfen Lavendelöl, 2 Tropfen Weihrauchöl und 1 Tropfen Zitronenöl.

Badezusatz: Zur Entspannung und bei Menstruationsbeschwerden mischt man 5 Tropfen Lavendelöl mit 1 EL Meersalz und verschüttelt die Mischung sorgfältig, bevor man sie ins einlaufende Badewasser gibt.

Kompressen: bei schlecht heilenden Wunden oder Ekzemen mischen Sie 12 Tropfen Lavendel- und 3 Tropfen Cistrosenöl mit 100 ml destilliertem Wasser. Tränken Sie eine sterile Kompresse mit der Mischung und legen Sie diese wiederholt auf die Wunde.

After-Sun-Öl: bei Sonnenbrand mischen Sie 40 Tropfen echtes Lavendel- und 10 Tropfen Teebaumöl mit 20ml Jojobaöl und 20ml Kokosöl. Sanft auf die Hautstellen aufgetragen, schafft es sofort Linderung, kühlt und unterstützt den Heilungsprozess.

Volles Haar und Wimpern: Für volle und dichte Wimpern gibt man 1 Tropfen Lavendelöl zur Wimperntusche. Für gesundes Haar und gegen Schuppen mischt man bei jeder Haarwäsche einen Tropfen Lavendelöl ins biologische und giftfreie (!) Shampoo.

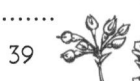

Erfahrungsbericht Verbrennung

Beim Kochen hat sich Frau S., 34 Jahre, Verbrühungen am Fuß zuge-zogen. Beim Abgießen des Nudelwassers schüttete sie sich etwas vom kochenden Wasser auf die nackten Beine. Sofort gab sie reichlich ätherisches Lavendelöl auf die betroffenen Stellen, woraufhin der Schmerz sogleich verschwand.
Ihre Mutter war zu der Zeit auf Besuch und Zeugin des Vor-falls. Sie war völlig außer sich: Frau S. müsste unbedingt mit kaltem Wasser behandeln und sie sollten sofort zum Arzt fahren, um die vermeintliche Wunde versorgen zu lassen. Frau S. blieb ganz ruhig, alle setzen sich zum Essen an den Tisch. Nach dem Essen bestand die Mutter von Frau S. darauf, nun end-lich die "Brandwunde" zu versorgen. Daraufhin zeigte Frau S. ihr-er Mutter ihre Beine, damit diese beruhigt sein konnte: es gab gar keine Brandwunden! Die betroffenen Stellen waren lediglich minimal gerötet, nach einer Stunde war nicht mal mehr die Rötung vorhanden.

Erfahrungsbericht Insektenstiche

Ich reagiere sehr emfpindlich auf Mückenstiche: normalerweise schwelle ich bei einem Moskitostich an der Stelle stark an und es bildet sich ein extrem juckender, ca 2-3cm im Durchmesser großer Hügel, der heiß und schmerzempfindlich ist. Dieser bleibt oft einige Tage in diesem Stadium, bis er schließlich abheilt und nicht selten einen blauen Fleck hinterlässt. Wenn ich aber auf der Stichstelle 1 Tropfen unverdünntes Lavendelöl auftrage, ist der Juckreiz prak-tisch augenblicklich verschwunden, die Schwellung entsteht erst gar nicht und stattdessen habe ich nur einen kleinen roten Punkt an dieser Stelle, der innerhalb von zwei Tagen ohne Probleme verschwindet.

LEMONGRAS
Cymbopogon citratus

weitere Namen: Zitronengras
verwendeter Pflanzenteil: Gras
Gewinnung: Wasserdampfdestillation
Haltbarkeit: 2 Jahre
Duftnote: zitronig, frisch, spritzig
Farbe: gelb
Anbaugebiet: Nepal, Indien, Afrika, Südamerika, Seychellen
Chakra: Herzchakra

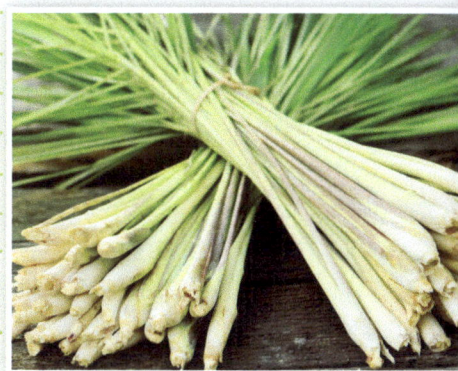

Interessant: Das aus den Tropen stammende Lemongras gehört zur Familie der Süßgräser und wird seit jeher in seiner Heimat Indien traditionell gegen Verdauungsbeschwerden, Infektionskrankheiten, Fieber und sogar gegen Cholera verwendet.

Das bis zu 50 cm große Lemongras eignet sich sehr gut in allen Situationen, wo mit **gesteigerter geistiger Aktivität** zu rechnen ist, wie im Büro, am Arbeitsplatz und beim Lernen. Es steigert die **Konzentrations- und mentale Leistungsfähigkeit**. Darüber hinaus ist es in der Lage die Raumluft zu reinigen und hilft, Insekten, Mücken und anderes unerwünschtes Getier zu vertreiben.

In jüngerer Zeit hat es vor allem wegen seiner **antibakteriellen Eigenschaften** aufhorchen lassen: so konnte es in vivo bei Mäusen mit Magengeschwür, verursacht durch das Bakterium *Helicobacter pylori*, eine signifikante Reduktion der Bakterien bewirken. Darüber hinaus entwickelte sich bei den mit Lemongrasöl behandelten Bakterien auch nach 10 wiederholten Anwendungen keine Resistenz, wohingegen die mit dem Antibiotikum Clarithromycin behandelten Bakterien unter denselben Bedingungen deutliche Antibiotikaresistenzen ausbildeten. Zusätzlich wirkt es nachgewiesenermaßen sehr gut gegen *Streptokokken*.

Für 1 Liter ätherisches Lemongrasöl benötigt man etwa 50kg Lemongras.

körperliche Wirkung: antiviral, stark antimykotisch, stark antibak-

teriell, antiparasitär, entzündungshemmend, unterstützt Lymphfluss und Kreislauf, entgiftend, bindegewebsstraffend, regeneriert Bänder, immunstärkend, verdauungsfördernd, milchbildend, blutreinigend, fiebersenkend, durchblutungsfördernd, gefäßstärkend, schmerzlindernd, immunstärkend, entwässernd, stärkt Bänder und Sehnen
geistige und seelische Wirkung: stärkend, konzentrationsfördernd, erfrischend, belebend, stimmungsaufhellend, wirkt klärend auf den Geist

Anwendungsgebiete: Cellulite, Krampfadern, Fußpilz, Pilzinfektionen, Bänderrisse, Muskelrisse, Blasenentzündung, Parasiten, Ödeme, Salmonellen, Stress, Burn-Out, Nervosität, Pickel, Fieber, Verdauungsbeschwerden, Cholera, virale Infektionen, bakterielle Infektionen, Bindegewebsschwäche, Schnupfen, Erkältungen, Konzentrationsschwäche, Erschöpfung, fettige Haut, Müdigkeit, Kreislaufschwäche, Immunschwäche, Magengeschwür, Zwölffingerdarmgeschwür, Nierenschwäche, Nierenbeckenentzündung, Kopfschmerzen

Praxistipps:
Raumduft: Bei erhöhter Konzentration und zur Stimmungsaufhellung oder gegen Mücken vernebelt man 5 Tropfen ätherisches Lemongras und 3 Tropfen Zitronenöl. Die selbe Mischung eignet sich auch sehr gut zur Raumluftdesinfektion in Krankenzimmern.
Gesichtswasser: Bei Pickeln oder fettiger und unreiner Haut mischt man 40 ml Lavendelhydrolat, 10 ml Bio-Ethanol, 5 Tropfen Lemongrasöl, 10 Tropfen echtes Lavendelöl, 10 Tropfen Teebaumöl und 2 Tropfen Cistrosenöl. Diese Mischung gibt man morgens und abends auf ein Wattepad und reinigt damit das gesamte Gesicht.
Erkältungen: Bei Schnupfen und Erkältung gibt man 2 Tropfen Lemongrasöl in 2 Liter siedendes Wasser und inhaliert bis zu 3-mal täglich.
Krampfadern: bei Krampfadern mischt man 2 Tropfen Lemongras und 1 Tropfen Zitronenöl mit 7 Tropfen Olivenöl und streicht die Mischung mehrmals täglich über längere Zeit auf die Krampfadern.

! Lemongrasöl ist stark hautreizend, daher immer gut verdünnen. Dieses Öl wirkt photosensibilisierend, daher nach dem Auftragen Sonnen- und UV-Licht für 8-12 Stunden meiden.

Muskatellersalbei

Salvia sclarea

verwendeter Pflanzenteil: Blüten
Gewinnung: Wasserdampfdestillation
Haltbarkeit: 3 Jahre
Duftnote: würzig, herb, süßlich, nussig
Farbe: gelb
Anbaugebiet: England, Spanien, Frankreich, Russland, Italien, Bulgarien
Chakra: Sakralchakra

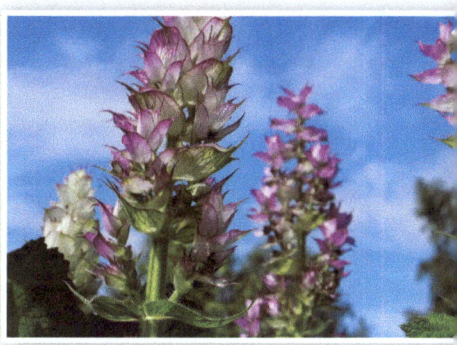

Interessant: Der Muskatellersalbei ist im gesamten Mittelmeerraum heimisch, wird aber inzwischen auch in England, Spanien und Russland kultiviert. Im Gegensatz zum echten Salbei enthält der Muskatellersalbei kein giftiges Thujon und kann bedenkenlos eingesetzt werden.

Er wurde schon in früherer Zeit wegen seiner **stimmungsaufhellenden und euphorisierenden Wirkung** geschätzt. Das ätherische Muskatellersalbeiöl wirkt vor allem auf die weiblichen Sexualhormone. Laut neueren Studien hebt es sowohl den **Östrogen- als auch den Progesteronspiegel** an und ist somit sehr gut für den Einsatz in der **Menopause** und bei **Wechseljahrsbeschwerden** geeignet. Aber auch bei **unerfülltem Kinderwunsch** kann man auf die Hilfe des ätherischen Muskatellersalbeiöls zurückgreifen.

Seine **entkrampfende** Wirkung entfaltet sich im seelischen ebenso wie im körperlichen Bereich, etwa bei Bauch- und Rückenschmerzen. Oft wird das ätherische Muskatellersalbeiöl auch als **pflanzliches Beruhigungsmittel** verwendet. Aufgrund seiner antioxidativen Fähigkeiten eignet sich dieses Öl außerdem hervorragend als **Anti-Faltenöl** und schützt die Haut vor vorzeitiger Hautalterung. Für 1 Liter ätherisches Muskatellersalbeiöl benötigt man 1 Tonne Muskatellersalbeiblüten.

medizinische Wirkung: krampflösend, blutdrucksenkend, progesteronähnlich, östrogenähnlich, antitumoral, antimykotisch, antioxidativ, gerinnungshemmend, schmerzlindernd, senkt den Cholesterinspiegel, kreislaufstärkend, verdauungsfördernd, blähungswidrig, schweißhemmend, immunstärkend

geistige und seelische Wirkung: antidepressiv, stark beruhigend, entspannend, angstlösend, regt die Phantasie und die Kreativität an, ermutigend, euphorisierend, aphrodisierend, hilft Ballast abzulegen, angstlösend

Anwendungsgebiete: Hitzewallungen, Krämpfe, Wechseljahrsbeschwerden, Bronchitis, Keuchhusten, trockene Haut, Ängste, Stress, Burn-Out, Traumreisen, Meditation, Kopfschmerzen, Migräne, erhöhter Cholesterinspiegel, Leukämie, Schlaflosigkeit, Menopause, Kreislaufprobleme, unerfüllter Kinderwunsch, Bauchschmerzen, Rückenschmerzen, PMS, Menstruationsbeschwerden, Falten, Schweißfüße, Haarausfall, Schuppen, Verdauungsbeschwerden, Blähungen, Ekzeme, Furunkeln, Geschwüre

Praxistipps:

Raumduft: 3 Tropfen Orangen-, 1 Tropfen Zimt- und 1 Tropfen Muskatellersalbeiöl mischen und mit Wasser vernebeln. Diese Mischung regt die Kreativität an und hellt die Stimmung auf.

Wechseljahrsbeschwerden: Bei Wechseljahrsbeschwerden mischt man 4 Tropfen Muskatellersalbeiöl mit 1 EL Nachtkerzenöl und 1 EL Mandelöl und massiert diese ausgleichende und beruhigende Mischung sanft auf Rücken und Bauch.

Massageöl bei unerfülltem Kinderwunsch: Zur Steigerung der Fruchtbarkeit massiert man den Unterbauch zweimal täglich mit einer Mischung aus 1 TL Nachtkerzenöl - das selber auch eine ausgleichende Wirkung auf den Hormonhaushalt ausübt - und 5 Tropfen Muskatellersalbeiöl plus 2 Tropfen ätherisches Ylang Ylang-Öl.

Anti-Falten-Öl: 10 Tropfen Orangenöl, 10 Tropfen Muskatellersalbeiöl, 4 Tropfen Ylang Ylang-Öl, 4 Tropfen Myrrheöl und 10 Tropfen Weihrauchöl werden mit 4 ml Granatapfelsamenöl, 1 ml Wildrosenöl und 5 ml Nachtkerzenöl vermischt. Die Mischung sanft auf Gesicht, Hals und Dekolleté massieren. Nach dem Auftragen die Sonne und UV-Licht für 24 Stunden meiden, da einige der enthaltenen Öle photosensibilisierend wirken.

! Muskatellersalbeiöl nicht während Schwangerschaft und Stillzeit oder bei starker Menstruationsblutung anwenden.

MYRRHE

Commiphora myrrha

weitere Namen: Gummi Myrrha, Hirabol-Myrrhe
verwendeter Pflanzenteil: Harz
Gewinnung: Wasserdampfdestillation
Haltbarkeit: 5-6 Jahre
Duftnote: holzig, würzig, bitter
Farbe: rötlich bis braun
Anbaugebiet: Somalia
Chakra: Wurzelchakra

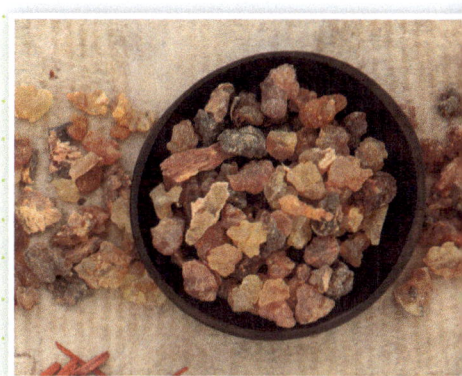

Interessant: Die Myrrhe zählt zu den älteren Heilpflanzen der Menschen und wird seit Urzeiten verwendet. Es wird aus dem Harz des bis zu drei Meter hohen Myrrhebaumes gewonnen, der in Wüstenregionen heimisch ist.

Ihr Einsatz wurde bereits im altägyptischen Ebers Papyrus (im 16. Jahrhundert v. Chr.) zur **Schönheitspflege** beschrieben und auch in den Einbalsamierungsrezepten der Mumien fand es Anwendung. Es zählt zu den Bibelölen, da auch dort sein Einsatz dokumentiert wurde. So bringen etwa die Heiligen drei Könige dem neugeborenen Jesus Myrrhe an die Krippe. Auch Hildegard von Bingen (1098- 1179) beschrieb den Einsatz von Myrrhe.
Dank seiner **wundheilenden** und **entzündungshemmenden** Eigenschaften wird dieses sehr milde Öl auch gerne in der **Zahnheilkunde** bei Wunden am Zahnfleisch und Parodontose eingesetzt. Aber auch bei der Behandlung von schlecht heilenden Wunden hat sich der Einsatz von Myrrheöl in Kombination mit Honig bewährt.
Das ätherische Öl ist reich an Sesquiterpenen und wirkt darum **immunstimulierend und ausgleichend auf den Hormonhaushalt.** Die

enthaltenen Sesquiterpene sind auch der Grund für seine gute Hautverträglichkeit. Wegen dieser und seiner starken antioxidativen Kraft wird es auch gerne zur Pflege von reifer Haut und zur Vorbeugung und Behandlung von **Falten** verwendet. Zusätzlich zeichnen sich unter anderem ebenfalls die enthaltenen Sesquiterpene für die gute **antibakterielle, antimykotische und schmerzlindernde** Wirkung des Myrrheöls verantwortlich.

Aber auch bei der Behandlung von chronischen Entzündungen kann Myrrheöl hilfreich sein.

Mindestens seit 1500 v. Chr. werden Myrrhe- und Weihrauchöl kombiniert, da sich die Wirkungen beider Öle im Zusammenspiel synergistisch verstärken. Dies haben nun auch Forschungen bestätigt: sowohl die antimikrobielle als auch die antitumorale Wirkung wird vergrößert, wenn man beide Öle mischt.

Für 1 Liter Myrrheöl benötigt man bis zu 15kg Harz.

körperliche Wirkung: antioxidativ, antiseptisch, stark entzündungshemmend, wundheilend, schleimlösend, appetitanregend, antibakteriell, schmerzlindernd, antimykotisch, antiviral, antitumoral, immunstärkend, hormonausgleichend, antiparasitär

geistige und seelische Wirkung: entspannend, stabilisierend, ausgleichend, stimmungsaufhellend, hilft in einen meditativen Zustand zu kommen und Gefühle zuzulassen, hilft bei der Bewusstwerdung, synchronisiert beide Gehirnhälften

Anwendungsgebiete: Meditation, Zahnfleischentzündungen, Wunden, Ekzeme, Falten, Hautpflege, Akne, Parodontose, Tumore, Krebs, Halsentzündung, Halsschmerzen, Husten, Bronchitis, Meditation, Fasten, Mundgeruch, Mandelentzündung, Blasenentzündung, Entzündungen, Erkältungen, Grippe, Pilzinfektionen, Narben, Pickel, Würmer

Praxistipps
Raumduft: Zur Unterstützung bei Meditation oder Fastenzeiten kann man 3 Tropfen Myrrhe- und 2 Tropfen Orangenöl vernebeln.
Gurgellösung: 2 Tropfen Myrrheöl mit 1 TL Meersalz in einer Tasse lau-

warmem Wasser auflösen und damit dreimal täglich bei Zahnfleisch-problemen, Mandelentzündungen oder Mundgeruch gurgeln.

Hustenbalsam: Als Hustenbalsam kann man folgende Mischung zweimal täglich auf Brust und Rücken reiben: 6 Tropfen Myrrheöl, 6 Tropfen Copaiba-, 5 Tropfen Eukalyptus-, 4 Tropfen Fichten-, 5 Tropfen Teebaum- und 6 Tropfen Lavendelöl mit 2 EL Olivenöl mischen. Hilft beim Abhusten und wirkt stark antibakteriell und antiviral.

Gesichtsmaske: Aus dem Fruchtfleisch einer halben Avocado, einem Spritzer Zitronensaft, 1 TL Honig und 3 Tropfen Myrrheöl, 1 Tropfen Muskatellersalbei, 1 Tropfen Ylang Ylang-Öl und 3 Tropfen Weihrauchöl mischt man eine Paste, die man auf Gesicht und Dekolette aufträgt und 15-20 Minuten einwirken lässt. Das Gesicht danach mit einem Tuch und Wasser von der restlichen Maske befreien. Die Maske sorgt für zarte und geschmeidig weiche Haut und beugt Falten vor.

! Nicht während der Schwangerschaft anwenden.

ORANGE

Citrus sinensis dulcis

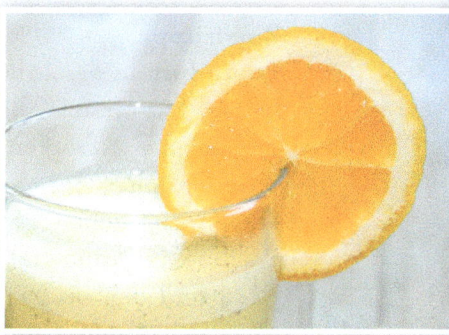

verwendeter Pflanzenteil: Schalen
Gewinnungsverfahren: Raspeln, Pressen
Haltbarkeit: 2 Jahre
Duftnote: fruchtig, frisch, süß
Farbe: orange
Anbaugebiet: Italien, Spanien, Israel, USA, Marokko
Chakra: Sakralchakra

Interessant: Die süße Orange stammt ursprünglich aus China und ist vermutlich aus einer Züchtung der Bitterorange entstanden. Wie diese enthält sie sehr viel Limonen, das in Studien eine deutliche **Tumorhemmung** aufweist und das **Immunsystem** stärkt. Zudem hat es eine positive Wirkung auf das **Lymphsystem** und kann deshalb hervorragend bei allerlei Problemen mit den Lymphdrüsen eingesetzt werden. Generell wirkt es positiv auf unsere inneren Organe wie **Leber, Magen, Darm und Niere**.

In einer Studie aus dem Jahre 1995 wurde belegt, dass ätherische Zitrusöle das Immunsystem stimulieren, stark **stimmungsaufhellend** gegen Depressionen und **entspannend** auf gereizte Gemüter wirken. Für 1 Liter Öl benötigt man etwas 200-300kg Orangenschalen.

körperliche Wirkung: antitumoral, entgiftend, antibakteriell, antiviral, appetitanregend, schmerzlindernd, harntreibend, verdauungsfördernd, regt Atmung, Herz und Kreislauf sowie Lymphfluss an, gefäßschützend, lymphentstauend, krampflösend, hautpflegend, zellregenerierend, immunstimulierend, magenstärkend, leberstärkend, nierenstärkend, blutdrucksenkend, entwässernd

geistige und seelische Wirkung: beruhigend, entspannend, angstlösend, antidepressiv, stimmungsaufhellend

Anwendungsgebiete: Bluthochdruck, Tumore, Ödeme, Falten, Schlaflosigkeit, Angst, Nervosität, Arteriosklerose, Cellulite, Depression, Winterdepression, Ängste, Nervosität, Erkältungen, Lymphschwellungen, Abwehrschwäche, Verdauungsprobleme, Durchfall, Herzklopfen, Grippezeit

Praxistipps:
Raumduft: In der kalten Jahreszeit und zur Vorbeugung von Krankheiten wärmt uns diese winterliche Duftmischung: 4 Tropfen Orangen- und 2 Tropfen Gewürznelkenöl.
Aromaküche: Zur Vorbeugung von Krankheiten und für einen erlesenen, frischen Geschmack aromatisieren Sie ihre Getränke mit 1 Tropfen Orangenöl. Tropfen Sie 1 Tropfen Orangenöl in einen Krug und gießen Sie dann mit 1 Liter Flüssigkeit (z.B.: Orangensaft, Wasser, Sanddornsirup und Wasser) auf.
Badezusatz: Einen wohltuenden, hautpflegenden und entspannenden Badezusatz, der die Stimmung aufhellt, erhalten Sie, wenn Sie 3 Tropfen Orangen-, 1 Tropfen Zedernholz- und 1 Tropfen Rosenöl mit 1 EL Honig mischen und dem einlaufenden Badewasser beimengen.

! Orangenöl wirkt photosensibilisierend. Nach dem Auftragen Sonnen- und UV-Licht für 24 Stunden meiden.

OREGANO
Origanum vulgare

weitere Namen: Origanum
verwendeter Pflanzenteil: Blüten, Blätter
Gewinnung: Wasserdampfdestillation
Haltbarkeit: 3 Jahre
Duftnote: würzig, krautig
Farbe: goldgelb bis dunkelbraun
Anbaugebiet: Griechenland, Spanien, Frankreich
Chakra: Solarplexus

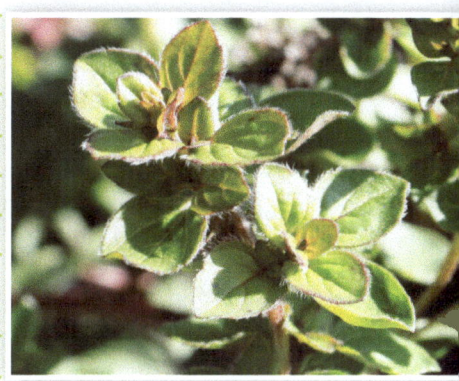

Interessant: Der Oregano ist im Mittelmeerraum heimisch und bei uns hauptsächlich als Küchen- und Gewürzkraut bekannt, vor allem in der italienischen Würzküche. Jedoch wußte man früher sehr wohl um seine Heilkraft, so empfahl ihn beispielsweise schon die bekannte Kräuterkundige Hildegard von Bingen (1098- 1179).

Dass Oregano stark **antibakteriell** gegen alle möglichen Arten von Bakterien, unter anderem auch gegen den antibiotikaresistenten Keim MRSA wirkt, ist in wissenschaftlichen Kreisen schon länger bekannt. Eine Studie aus dem Jahre 2001 kam sogar zu dem Schluss, dass Oregano noch besser gegen Bakterien wirkt, als bisher angenommen. Dabei wurde die Wirkung von über 10 verschiedenen schulmedizinischen Antibiotika wie Penicillin, die im Moment auch gegen MRSA-Keime eingesetzt werden, und ätherischem Oreganoöl auf multiresistente MRSA-Keime getestet. Das Ergebnis verblüffte: Oreganoöl erwies sich als am Wirksamsten und schlug alle schulmedizinischen Mittel. Im direkten Vergleich erwies es sich stärker als Teebaum-, Zimtrinden-, Gewürznelken-, Rosmarin-, Eukalyptus- und Zitronenöl.

Aber auch gegen Viren ist es effektiv. Eine Studie fand heraus, dass Oreganoöl auch gegen **Noroviren**, die für die Mehrheit der gefürchteten Brech-Durchfälle verantwortlich sind, wirksam ist. Und sogar gegen Malaria wirkt das ätherische Oreganoöl erstaunlich gut, wie man in einer weiterer Studie aus dem Jahr 2011 herausfand.

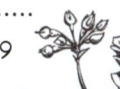

Zusätzlich weist Oregano im Labor eine gute Wirkung gegen unterschiedliche Krebszellen auf.
Für 1 Liter Oreganoöl benötigt man 50-70kg Blüten und Blätter.

körperliche Wirkung: stark antibakteriell, entzündungshemmend, antimykotisch, antiviral, antioxidativ, blutverdünnend, magenstärkend, appetitanregend, immunstimulierend, antiparasitär, hustenstillend, antitumoral
geistige und seelische Wirkung: beruhigend, ausgleichend

Anwendungsgebiete: MRSA, bakterielle Infektionen, Virusinfektionen, Wunden, Sinusitis, Pilzinfektionen, Fußpilz, Magenpilz, Darmmykosen, Vaginalpilz, Thrombosen, Verdauungsbeschwerden, Tuberkulose, Arthritis, Rheuma, Husten, Asthma, COPD, Blähungen, Tumore, Malaria, Brech-Durchfälle, Übelkeit, Erbrechen

Praxistipps
Topisch: Ein sehr gutes Mittel gegen Pilze ist eine Mischung aus 1 Tropfen Oreganoöl, 1 Tropfen Orangenöl, 1 Tropfen Teebaumöl und 1 EL Kokosöl. Dieses gibt man 3mal täglich auf die betroffenen Hausstellen.
Topisch: Bei bakteriellen Infektionen empfiehlt sich die Anwendung von 3 mal täglich 1-2 Tropfen Oreganoöl, mit 1 EL Olivenöl vermischt, auf den Fußsohlen.
Würzöl: Dazu vermischt man 5 Tropfen ätherisches Oreganoöl mit 100ml nativem Olivenöl extra vergine aus biologischem Anbau. Als Ersatz für frische Kräuter nimmt man sparsam etwas von diesem Oregano-Würzöl. In eine hübsche Flasche abgefüllt und beschriftet, eignet sich das Würzöl auch hervorragend als kleines Mitbringsel.

! Dieses Öl ist, außer als Würzöl, nicht für Schwangere, Stillende, Babys und Kinder geeignet. Bei Einnahme von Blutverdünnern sollte dieses Öl ebenfalls nicht verwendet werden. Da dieses Öl stark reizend auf Haut und Schleimhaut wirkt, ist auf eine **ausreichende Verdünnung** zu achten.

PFEFFERMINZE

Mentha piterita

weitere Namen: Minze

verwendeter Pflanzenteil: angetrocknetes Kraut

Gewinnung: Wasserdampfdestillation

Haltbarkeit: 3-4 Jahre

Duftnote: frisch, würzig

Farbe: farblos bis leicht gelblich

Anbaugebiet: Deutschland, Italien, Frankreich, Japan, China, Indien, USA

Chakra: Stirn- und Kronenchakra

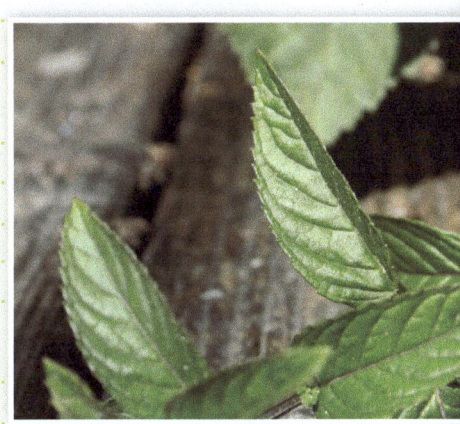

Interessant: Die sogenannte Pfefferminze, ein beliebtes Gewürzkraut, ist eine Kreuzung aus vermutlich zwei anderen Minzarten, nämlich von *Mentha aquatica* und *Mentha spicata*. Die Pfefferminze weist einen höheren Menthol-, aber dafür einen niedrigeren Ketongehalt auf als andere Minzarten. Erstmals entdeckt wurde sie erst 1696 in einem englischen Garten. Dies ist auch der Grund, warum sie in den älteren traditionellen Heil- und Kräuterbüchern nicht vorkommt. Trotzdem kann man inzwischen auf eine jahrhundertelange Tradition ihres Einsatzes zurückblicken: so machten sich etwa Seefahrer die keimtötende Wirkung des Pfefferminzöls zu Nutze, um ihr **Trinkwasser** für lange Überfahrten zu **konservieren**.

In neuerer Zeit lässt das Pfefferminzöl vor allem durch Ergebnisse wissenschaftlicher Forschungen aufhorchen. So wurde beispielsweise nachgewiesen, dass es innerlich angewandt bei der Behandlung des **Reizdarm-Syndroms** hilfreich ist.

Auch seine **gedächtnissteigernde** Wirkung wurde an der Universität von Cincinatti an Studenten erforscht und ergab eine Steigerung der mentalen Genauigkeit um 28 Prozent alleine durch die Inhalation von ätherischem Pfefferminzöl.

An der Universität Kiel wurde belegt, dass 10 Prozent Pfefferminzöl in Ethanol gelöst topisch aufgetragen genauso wirksam bei der Behandlung von **Spannungskopfschmerzen** ist, wie die schulmedizinischen Standardmittel Aspirin und Paracetamol.

Pfefferminzöl ist schnell wirksam und sollte aufgrund seiner Vielseitigkeit in keiner Hausapotheke fehlen: So kann man es wegen seiner **schmerzlindernden** und **krampflösenden** Wirkung bei Muskelverspannungen, Rückenschmerzen und Prellungen einsetzen, genauso wie bei Übelkeit, Erbrechen und Verdauungsbeschwerden aufgrund seiner **verdauungsfördernden** und **antiemetischen** Wirkung (= gegen Erbrechen). Aber auch bei **Erkältungen, Schwindel, Kreislaufschwäche** und **Gedächtnisproblemen** und vielem mehr kann das ätherische Pfefferminzöl ein hervorragender Helfer sein.

Aufgrund des hohen Menthol-Gehaltes sollte das ätherische Öl sparsam dosiert werden: so können beispielsweise 2 Tropfen ätherisches Öl im Badewasser bereits zu extremen Kältegefühlen führen, die bis zu einigen Stunden anhalten und die man auch durch Abtrocknen oder Erwärmen nicht wieder in den Griff bekommt.

Für 1 Liter ätherisches Pfefferminzöl benötigt man 100 Kilo angetrocknetes Kraut.

körperliche Wirkung: kühlend, antibakteriell, antiviral, antimykotisch, antiparasitär, schmerzlindernd, entzündungshemmend, durchblutungsfördernd, schweißtreibend, entgiftend, verdauungsfördernd, kreislaufanregend, stärkt Leber, Galle und Bauchspeicheldrüse, stark krampflösend, adstringierend, blähungswidrig, magenstärkend, wundheilend, zellerneuernd, immunstärkend, antitumoral, appetithemmend, antiemetisch

geistige und seelische Wirkung: stimulierend, konzentrationsfördernd, klärend, anregend, stärkt das Gedächtnis, erfrischend, aufmunternd, ordnend, kühlt hitzige Gemüter, löst angestaute Emotionen

Anwendungsgebiete: Fieber, Verdauungsprobleme, Konzentrationsprobleme, Müdigkeit, Migräne, Kopfschmerzen, Schleimbeutelentzündung, Übelkeit, Reizdarm, Gürtelrose, Lungenentzündung, Tuberkulose, Hitzewallungen, Insektenstiche, Arthritis, Rheuma, Pilzinfektionen, Erkältung, Grippe, Hepatitis, Insektenabwehr, Herpes, Hexenschuss, Ischiasschmerzen, Ohnmacht, Kreislaufkollaps, Schock, Prellungen, Muskelkater, Prostataentzündung, Schwindel, Akne, Zahnschmerzen, Zahnfleischentzündungen, Sinusitis, Husten, Schnupfen, Heiserkeit, Muskelkater, Muskelschmerzen, Gelenkschmerzen, Juckreiz, Krampfadern, Schuppenflechte/Psoriasis, Virusinfektionen, Aromaküche, nie-

driger Blutdruck, Burn-Out, mentale Erschöpfung, Schwangerschaftsübelkeit, Heißhungerattacken

Praxistipps

Fieber: bei Fieber 1 Tropfen Öl mit 1 EL Olivenöl verdünnt auf die
Füße reiben - das Fieber sinkt fast sofort. Keinesfalls sollte man hier
mehr als 1 Tropfen anwenden, sonst kann es zu Frösteln und starkem
Kältegefühl kommen.

Kopfschmerzen: Bei Kopfschmerzen und Migräne mischen Sie 1 bis
2 Tropfen Pfefferminzöl mit 3 Tropfen Lavendelöl und 1-2 Tropfen
Olivenöl und massieren diese Mischung auf Stirn und Nacken.

Massageöl: Mischen Sie 1 Tropfen Pfefferminz-, 2 Tropfen Fichten-
und 2 Tropfen Orangenöl mit 2 EL Jojobaöl und verwenden Sie dieses
bei Muskel- und Gelenkbeschwerden.

Erkältungen: Bei Erkältungen, Schnupfen oder Heiserkeit kann man
2 Tropfen ätherisches Pfefferminzöl vernebeln.

Einatmen: Bei Schocksituationen, Ohnmacht oder Übelkeit ebenso wie
zum Dämpfen von Heißhungerattacken tropfen Sie 1-2 Tropfen auf ein
sauberes Baumwoll- oder Taschentuch und atmen Sie ein paar Mal tief ein.

Inhalieren: Bei Husten, Schnupfen und auch bei Akne kann man 1
Tropfen Pfefferminzöl und 4 Tropfen Lavendelöl in 2 Liter heißes
Wasser geben und bis zu 3 mal täglich inhalieren.

Kreislaufschwäche: bei drohendem Kreislaufkollaps, Schwindel und
niedrigem Blutdruck kann man 1 Tropfen Pfefferminzöl im Nacken
verreiben und zusätzlich 1 Tropfen in den Handflächen verreiben, die
Hände dann über der Nase falten und einige Male tief inhalieren.

! Pfefferminzöl sollte bei Kindern erst ab dem Kindergartenalter angewandt werden. Nicht bei frischen Wunden oder Verbrennugen anwenden. Nicht abends verwenden, dies kann bei einigen Menschen
zu Schlaflosigkeit führen (muss aber nicht!).

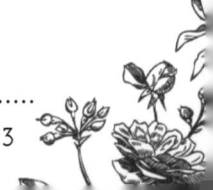

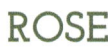

ROSE

Rosa damascena

weitere Namen: Damaszener Rose,
Rose Otto (engl.)

verwendeter Pflanzenteil: Blüten

Gewinnung: Wasserdestillation,
Extraktion mit Lösungsmittel

Haltbarkeit: 5-6 Jahre

Duftnote: blumig, rosig

Farbe: gelblich bis grünlich

Anbaugebiet: Bulgarien, Frankreich, Marokko, Persien, Türkei, Indien, Afghanistan

Chakra: Herzchakra

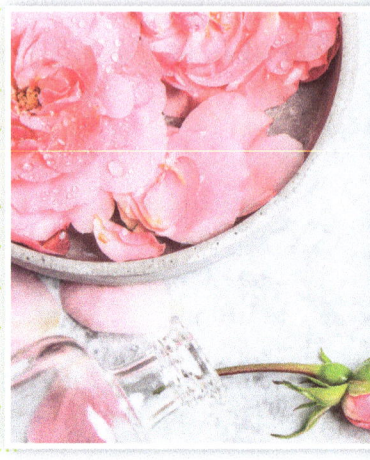

Interessant: Die Rose ist eine uralte Pflanze: in den USA fand man Fossilien von Rosengewächsen, die 300 Millionen Jahre alt sind. Seit Menschengedenken ist die Rose dem Menschen bekannt und der Einsatz von ätherischem Rosenöl hat eine Jahrtausende alte Tradition. Vor allem zur **Hautpflege** und bei trockener, faltiger Haut wurde es früher eingesetzt, aber auch zur Behandlung von **Husten** bei Kindern, von **Verdauungsproblemen** und **Entzündungen** wurde es benutzt.

Inzwischen hat die moderne Forschung weit mehr als 400 Inhaltsstoffe des ätherischen Öls der Damaszener-Rose identifiziert, die in ihrem Zusammenspiel für das unglaublich breite Wirkspektrum verantwortlich sind. Das ätherische Rosenöl ist ein Meister unter den ätherischen Ölen. Man kann es für fast jede Lebenslage und gegen fast jedwede Beschwerde einsetzen. Aufgrund seines hohen Preises verwenden die meisten Menschen es allerdings nicht gegen Entzündungen, virale und bakterielle Infekte und ähnliches. Sein Haupteinsatzgebiet liegt eher im **psychischen und seelischen Bereich.**

Ätherisches Rosenöl ist **sehr mild und hautpflegend** und empfiehlt sich daher auch schon für den Einsatz bei **Babys und Kindern** ebenso, wie während **Schwangerschaft und Geburt.** Aber auch für die Zeit danach kann ätherisches Rosenöl hilfreich sein: eine Studie aus dem

Jahr 2012 bestätigte die gute Wirkung von ätherischem Rosenöl, zwei mal wöchentlich angewandt, auf **postpartale Depressionen** (= Depression nach der Geburt).

Aber auch bei der Behandlung von **Alzheimer** und **Demenz** kann ätherisches Rosenöl hilfreich sein: so haben Forschungen aus dem Jahre 2009 ergeben, dass das Öl in der Lage ist das Peptid Amyloid, das als eine der Hauptursachen für Alzheimererkrankungen angesehen wird und auch bei Demenz eine Rolle spielen dürfte, zu hemmen. Von Amyloid weiß man, dass es im Gehirn unter anderem das Absterben von Neuronen, den Verlust von Synapsen und eine Verschlechterung der Gedächtnisleistung verursacht.

Rosenöl wird auch als die Königin unter den ätherischen Ölen bezeichnet. Die Gewinnung ist äußerst aufwendig und erfordert Unmengen an Blüten, was sich natürlich auch auf den Preis auswirkt: Dieses Öl ist eines der teuersten und kostbarsten Öle überhaupt.

Das ätherische Rosenöl kann auf zwei verschiedene Arten gewonnen werden. Einmal mittels Wasserdestillation und einmal durch Extraktion mit Lösungsmitteln. In Ihrer Wirkung unterscheiden sich beide Öle etwas voneinander. Das wasserdestillierte Rosenöl ist milder, hautpflegender und stimmungsaufhellender, dafür wirkt das extrahierte Öl stärker schmerzlindernd und duftet etwas blumiger.

Für 1 Liter ätherisches Rosenöl benötigt man 5 Tonnen Rosenblütenblätter.

körperliche Wirkung: antibakteriell, antiviral, antirheumatisch, hautpflegend, wundheilend, antimykotisch, antioxidativ, entzündungshemmend, blutreinigend, antikoagulativ, herzstärkend, leberstärkend, verdauungsfördernd, gefäßstärkend, antidiabetisch, bronchienerweiternd, hustenstillend, hautglättend, hormonausgleichend
geistige und seelische Wirkung: beruhigend, öffnet das Herz, bringt uns mit unseren Gefühlen in Kontakt, verstärkt die Liebesfähigkeit, stimmungsaufhellend, stärkend, aufrichtend, heilt ein gebrochenes Herz, stärkt das Mitgefühl, aphrodisierend, stärkt das Gedächtnis

Anwendungsgebiete: Meditation, Schocksituationen, Verschlossenheit, Gefühlskälte, Depression, Sterbebegleitung, Trauer, Aromaküche, trockene Haut, Falten, Narben, Fieber, Geburt, Allergien, Wunden, Zahnfleischentzündung, virale Infekte, Liebeskummer, Eifersucht, Schlaflosigkeit, Kopfschmerz, Migräne, Menstruationsbeschwerden, PMS, Wechseljahrsbeschwerden, Schwangerschaftsstreifen, Gürtelrose, unerfüllter Kinderwunsch, Frigidität, postpartale Depression, Ängste, Nervosität, Diabetes, Allergien, Demenz, Alzheimer, Husten, Bronchitis

Praxistipps
Raumduft: Zur Meditation, aber auch bei Gefühlskälte, Eifersucht und Trauer kann man 2 Tropfen Rosen-, 2 Tropfen Weihrauch- und 1 Tropfen Orangenöl im Diffuser vernebeln.
Babyöl: Unruhige, weinerliche Babys kann man mit einer Mischung aus 1 Tropfen Rosenöl auf 50ml Mandelöl sanft streicheln. Dies wirkt beruhigend und stärkend auf die Kleinen.
Anti-Faltenöl: 4 Tropfen Rosen-, 1 Tropfen Cistrosen-, 5 Tropfen Weihrauch-, 5 Tropfen Myrrhe- und 1 Tropfen Nelkenöl mit 5ml Arganöl mischen und auf Gesicht und Dekolleté auftragen. Ganz nebenbei stärkt das Faltenöl auch noch unsere Abwehrkräfte und versetzt uns in eine freudige und leichte Stimmung.
Schockzustände: Bei Schocksituationen kann man 1 Tropfen pures Rosenöl in die Handinnenfläche geben. Danach formt man mit beiden Händen ein Dach vor und über der Nase und atmet ein paar Mal kräftig ein und aus. Selbiges kann man zur Linderung von starkem Husten anwenden.

ROSMARIN
Rosmarinus officinalis

verwendeter Pflanzenteil: blühendes Kraut
Gewinnung: Wasserdampfdestillation
Haltbarkeit: 3 Jahre
Duftnote: frisch, feurig, krautig, kampferartig
Farbe: gelblich
Anbaugebiet: Frankreich, Spanien, Marokko
Chakra: Solarplexuschakra

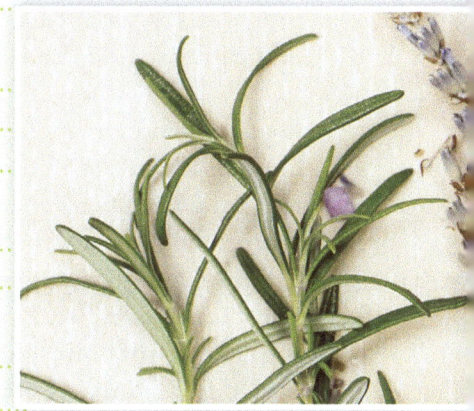

Interessant: Der Rosmarin ist ein immergrüner bis zu 2 Meter hoher Strauch, der bevorzugt im Mittelmeergebiet beheimatet ist. Hierzulande wird er vor allem in der Küche als Gewürz eingesetzt und erfreut sich dabei großer Beliebtheit in der Kombination mit Fleisch, was unter anderem auch auf seine **konservierenden und verdauungsfördernden Eigenschaften** zurückzuführen ist. Rosmarinöl wird heutzutage auch in der Lebensmittelindustrie zur Verlängerung der Haltbarkeit von Fleisch eingesetzt.

Aber schon vor rund 2200 Jahren wurde Rosmarin in der Antike und bei den Germanen als traditionelles **Räuchermittel** - genauso wie Weihrauch - bei religiösen Riten verbrannt. Er sollte vor dem Bösen schützen und Krankheiten vertreiben. Im Mittelalter wurde er ebenfalls zu diesem Zweck in Krankenzimmern verbrannt und dem Kranken ins Bett gelegt. Zu Zeiten der Pestepidemien schützten sich Diebe, die die Pestopfer ausraubten, angeblich erfolgreich mit einer Mischung aus Kräutern, die auch Rosmarin enthielten, vor einer Ansteckung. Und tatsächlich wirkt Rosmarinöl stark **antibakteriell** und **antiviral** und ist ein gutes Mittel gegen Grippe, Erkältung und Co. Bis vor kurzem wurde es in französischen Krankenhäusern zur **Desinfektion der Raumluft** benutzt.

Auch in den Blickpunkt der modernen medizinischen Forschung ist

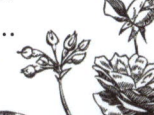

das ätherische Rosmarinöl in letzter Zeit vermehrt gerückt. So wurde beispielsweise seine Wirkung auf die Leber im Tierversuch untersucht, dabei wurde entdeckt, dass ätherisches Rosmarinöl in der Lage war die Enzyme ALT und AST zu reduzieren, die vor allem bei Schädigungen der Leber erhöht sind.

Je nach Anbauort, Höhenlage, Sonneneinstrahlung und Wetterbedingungen bildet die Pflanze unterschiedliche Inhaltsstoffe, sodass es im Handel zwei unterschiedliche Varianten des Öls gibt. Das ätherische Rosmarinöl des Chemotyps Campher oder Verbenon enthält mehr Kampfer und war bis vor wenigen Jahren das einzig wahre Rosmarinöl und die meisten Beschreibungen beziehen sich auch auf dieses Öl. Es wirkt **kreislaufstimulierend** auf niedrigen Blutdruck und fördert wache und klare Gedanken, **stärkt das Gedächtnis und die Konzentrationsfähigkeit**. Bei **Gedächtnisproblemen, Alzheimer und Demenz** kann es hilfreich sein. Es wirkt stark **durchblutungsfördernd** sowie **schmerzlindernd** und ist damit ein idealer Begleiter für alle Sportler und wird gerne bei **Muskelkater**, **Zerrungen** und dergleichen eingesetzt. Seine **antiviralen** und **antibakteriellen** Eigenschaften sind ausgezeichnet und zusätzlich ist es hilfreich bei **Haarausfall**.

Im Gegensatz dazu enthält das Öl des Chemotyps 1,8-Cineol oder Eukalyptol weniger Kampfer, dafür aber mehr Eukalyptol und wirkt darum schleimlösender, krampflösender und fördert den Auswurf. Sein Einsatzgebiet ist jegliche Form von Husten und Erkältungskrankheiten.

Für 1 Liter ätherisches Rosmarinöl benötigt man 50kg blühendes Kraut.

körperliche Wirkung: antibakteriell, antiviral, antitumoral, leberstärkend, durchblutungsfördernd, kreislaufanregend, herzstärkend, wärmend, schmerzlindernd, lymphentstauend, krampflösend, antiparasitär, harntreibend, entwässernd, fördert den Gallenfluss, fördert Haarwuchs, verdauungsfördernd, entzündungshemmend, antirheumatisch, entgiftend

geistige und seelische Wirkung: belebend, erfrischend, stärkt die Durchsetzungskraft und den Willen, konzentrationsfördernd, stärkt das Gedächtnis, verhilft zu mentaler Klarheit, angstlösend

Anwendungsgebiete: Rheuma, Gicht, Muskelverspannungen, Muskelschmerzen, Ödeme, niedriger Blutdruck, Muskelkater, Zerrungen, Hexenschuss, Ischiasschmerzen, Grippe, Husten, Erkältungen, Demenz, Alzheimer, Hepatitis, Leberprobleme, Haarausfall, Lungenentzündung, Bronchitis, Asthma, Müdigkeit, Rachenentzündung, Mandelentzündung, eiternde Wunden, Schwäche, Schuppen, Erkältungen, Haarausfall

Praxistipps:

Raumdesinfektion: Zur Wohnraumdesinfektion kann man 3 Tropfen Rosmarin- und 3 Tropfen Zitronenöl vernebeln.

Husten: Bei Husten, Erkältungen und Bronchitis empfiehlt es sich, mit 2 Tropfen Rosmarin-, 2 Tropfen Teebaum- und 1 Tropfen Pfefferminzöl in 1-2 Liter heißem Wasser wiederholt zu inhalieren.

Massageöl: Bei Gicht, Rheuma oder Muskelkater kann man die betroffenen Stellen mit einer Mischung aus 7 Tropfen Rosmarin-, 6 Tropfen Fichtenöl und 2 EL Sesamöl einreiben.

Haarpflege: 1 Tropfen Rosmarinöl ins (biologische und natürliche) Shampoo gegeben, hilft gegen Schuppen und regt das Haarwachstum an.

Haarwuchs-Öl: 20 Tropfen Lavendelöl, 10 Tropfen Rosmarinöl und 5ml Oliven- oder Jojobaöl gut vermischen. Ein- bis zweimal pro Woche ins Haar einmassieren. Mindestens eine Stunden einwirken lassen und danach mit Shampoo auswaschen.

Antivirale und antibakterielle Einreibung: für ein stark antivirales Öl mischt man 1 Tropfen ätherisches Nelken-, 1 Tropfen ätherisches Zitronen-, 1 Tropfen ätherisches Rosmarin, 1 Tropfen Zimtrinden- und 1 Tropfen Eukalyptusöl vom Typ radiata mit 1 EL Olivenöl. Bei allen Infektionen wie z.B. Bronchitis oder Angina reibt man die Mischung dreimal täglich direkt auf die betroffenen Stellen (z.B. Brust oder Hals) und zusätzlich auf die Fußsohlen.

! Nicht während der Schwangerschaft, bei hohem Blutdruck oder Epilepsie anwenden. Nicht für Kinder unter vier Jahren anwenden.

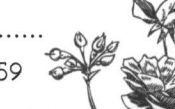

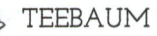

TEEBAUM
Melaleuca alternifolia

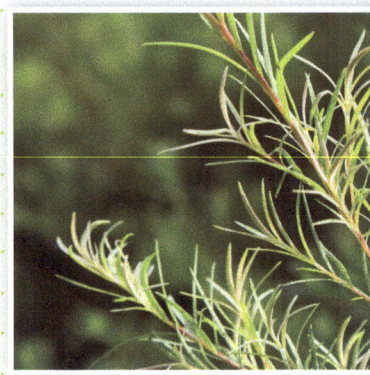

weitere Namen: Australischer Teebaum, Echter Teebaum, Tea-tree

verwendeter Pflanzenteil: Blätter, Zweige

Gewinnung: Wasserdampfdestillation

Haltbarkeit: 0,5-1 Jahr

Duftnote: würzig, krautig, streng

Farbe: farblos bis leicht gelblich

Anbaugebiet: Australien

Chakra: Kehlkopfchakra

Interessant: Der immergrüne Baum aus der Familie der Myrtengewächse hat eine Wuchshöhe bis zu 10 Meter und ist in Australien heimisch. Die australischen Aborigines benutzten das Öl seit jeher zur **Behandlung von Wunden, Geschwüren und Läusen** und auch die europäischen Einwanderer nutzten das Öl. So gehörte es beispielsweise zur Erste-Hilfe-Grundausstattung bei den australischen Truppen im zweiten Weltkrieg.

Das ätherische Teebaumöl zählt zu den bekanntesten ätherischen Ölen überhaupt. Dies ist wohl auf die große **antibakterielle, antivirale und antimykotische** (gegen Pilze) Kraft des Teebaumöls zurückzuführen, die bis zu fünfmal stärker ausgeprägt ist, als in handelsüblichen Desinfektionsmitteln. Zudem ist das Öl äußerst **mild und gut hautverträglich** und kann ohne weiteres pur aufgetragen werden. Somit eignet es sich hervorragend zur **Wunddesinfektion**, aber auch bei der Behandlung von viralen und bakteriellen **Infektionen** aller Art, **Entzündungen** und **Pilzinfektionen** ist es DAS Mittel der Wahl. Sogar gegen die antibiotikaresistenten MRSA-Bakterien erwies sich Teebaumöl als wirksam und in Kombination mit schulmedizinischen Arzneien konnten Waschungen mit Teebaumöl das Auftauchen von antibiotikaresistenten Keimen in Altersheimen um mehr als die Hälfte vermindern.

Aber auch bei viralen Infektionen wie der Grippe ist es angezeigt,

da es diese Viren davon abhält in die Wirtszelle einzudringen und somit in ihrer Fortpflanzung erheblich behindert, wie nun eine wissenschaftliche Studie aufgezeigt hat. Vor allem auch zur Behandlung von **Herpes** und **Schuppenflechte** hat sich das ätherische Teebaumöl wegen seiner guten Hautverträglichkeit bewährt.
Generell hat Teebaumöl ein sehr breites Wirkspektrum und ist gegen fast jedes Wehwehchen hilfreich.

Für 1 Liter ätherisches Teebaumöl benötigt man 50kg der Blätter und Zweige.

körperliche Wirkung: antibakteriell, antiviral, antimykotisch, immunstärkend, entzündungshemmend, juckreizstillend, harntreibend, entwässernd, entgiftend, schweißtreibend, wundheilend, schmerzstillend, betäubend
geistige und seelische Wirkung: stabilisierend, angstlösend, erfrischt Körper und Geist, gibt Klarheit, schützt vor Überforderung und in stressigen Situationen

Anwendungsgebiete: Erkältungen, Halsentzündungen, Zahnschmerzen, Zahnfleischentzündungen, Herpes, Wunden, Insektenstiche, Verbrennungen, Schnittwunden, Schürfwunden, Akne, Schuppenflechte, Neurodermitis, Akne, Pickel, unreine Haut, Mitesser, Warzen, Schuppen, Milchschorf, Haarausfall, Karies, Mundschleimhautentzündungen, Pilzinfektionen, Nagelpilz, Fußpilz, Vaginalpilz, Grippe, Lungenentzündung, Husten, Schnupfen, Geschwüre, Läuse, Parasiten, Würmer, Sinusitis, Ödeme, Bluthochdruck, Stress, Warzen, Ekzeme, Geschwüre, bakterielle und virale Infekte, Entzündungen

Praxistipps
Virusinfektionen der Haut: Bei Herpes oder Warzen tupft man 3-mal täglich einen Tropfen Teebaumöl auf die befallene Stelle. Der Schmerz verschwindet augenblicklich und die Bläschen heilen fast sofort ab. Bei Warzen kann es etwas länger dauern, bis sich Erfolg einstellt.
Hautpflege: Bei Akne, unreiner Haut oder Pickel tupft man täglich etwas Teebaumöl auf die betroffenen Stellen.
Fußpilz: Bei Fuß- und Nagelpilz reiben sie die Stelle 2-mal täglich

erführen, bis der Nagel komplett nachgewachsen ist.

Schuppenflechte & Neurodermitis: Mischen Sie 12 Tropfen Teebaum-, 6 Tropfen Weihrauch- und 6 Tropfen echtes Lavendelöl und betupfen Sie damit die betroffenen Stellen.

Raumduft: Bei Erkältungen und Schnupfen und zur Reinigung der Luft von Krankheitserregern vernebelt man 3 Tropfen Teebaum- und 3 Tropfen Zitronenöl.

Gurgellösung: Bei Zahnfleischentzündungen, Halsschmerzen oder Husten mischt man 5 Tropfen Teebaumöl mit 1 TL Apfelessig und 1 Glas warmen Wasser und gurgelt 3-mal täglich mit dieser Mischung.

Erfahrungsbericht Abszess

Wer schon einmal einen Abzsess hatte weiß: das ist verdammt schmerzhaft! Darum wünscht man sich schnelle und unkomplizierte Hilfe.

Beim Abszess handelt es sich um eine umkapselte Eiterbeule. Die Schulmedizin behandelt in diesem Fall mit Antibiotika und einer schmerzhaften Operation bzw. einem Schnitt, um das Eiter abfließen zu lassen.

Im konkreten Fall geht es um einen Abszess in der Leiste – übrigens eine häufig betroffene Stelle, da hier durch Intimrasur, eingewachsene Haare und ständige Reibung der Unterwäsche die Gefahr für einen Abszess besonders groß ist.

Der besagte Abszess betrug ca. 2 cm im Durchmesser, das ganze Areal rundherum war gerötet, heiß und äußerst schmerzempfindlich. Nun wurden **zweimal täglich morgens und abends 1 Tropfen Copaibaöl und 1 Tropfen Teebaumöl pur** auf die betroffene Stelle gerieben. Nach vier Tagen war die Rötung fast gänzlich verschwunden, die Schmerzempfindlichkeit hatte deutlich nachgelassen und die Eiterkapsel war fast um die Hälfte verkleinert. Nach eineinhalb Wochen war der Abszess komplett verschwunden. Sicherheitshalber wurde noch einige Tage mit der Behandlung fortgefahren.

VETIVER

Vetiveria zizanioides

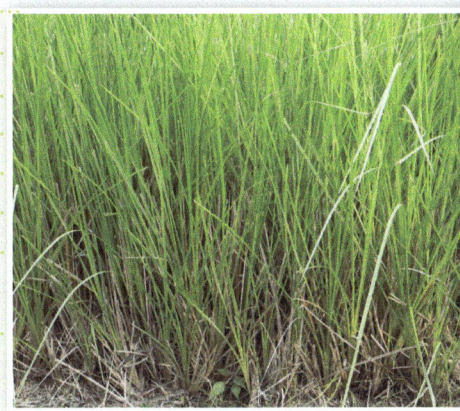

weitere Namen: Mottenwurzel
verwendeter Pflanzenteil: Wurzeln
Gewinnung: Wasserdampfdestillation
Haltbarkeit: 10 Jahre
Duftnote: erdig, waldig, herb
Farbe: dunkelbraun
Anbaugebiet: Madagaskar, Indonesien, Sri Lanka, Indien
Chakra: kräftigt das Wurzelchakra und regeneriert alle Chakren

Interessant: Das Vetivergras aus der Familie der Süßgräser stammt aus den Tropen. Das zähflüssige ätherische Öl wird aus den weitverzweigten, tiefgründigen und äußerst widerstandsfähigen Wurzeln gewonnen. Diese kräftigen Wurzeln sind in der Lage den Boden vor Erosion durch Überschwemmungen und Winde in der Trockenperiode zu bewahren und werden zu diesem Zweck auch in weiten Landstrichen Südostasiens und Mittelamerikas angebaut.

Sein Haupteinsatzgebiet liegt im psychischen Bereich: wegen seiner **beruhigenden und erdenden Wirkung** wird es vor allem bei **Stress, Angst und Unsicherheit** eingesetzt. Aber auch bei der Behandlung von **ADHS**, kann es äußerst hilfreich sein. In einer wissenschaftlichen Studie konnte gezeigt werden, dass sich Vetiveröl hervorragend zur Behandlung von hyperaktiven Kindern mit diagnostiziertem ADHS eignet. Durch dreimaliges tiefes Einatmen durch die Nase über dem offenen Ölfläschchen dreimal täglich, konnte eine signifikante Verbesserung der EEG-Werte festgestellt werden. Damit einhergehend verbesserten sich die Symptome der Kinder auffallend.

Generell wird es wegen seiner **hormonausgleichenden** Wirkung auch gerne bei unterschiedlichen Frauenproblemen von **Menstruationsbeschwerden** über **unerfüllten Kinderwunsch** bis zur Behand-

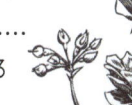

lung von **Wechseljahrsbeschwerden** eingesetzt.

In Ölmischungen gilt es als **Fixativ**, da es die beigemischten Duftstoffe lange halten kann. Aus diesem Grund und wegen seiner hautpflegenden Eigenschaften wird es auch gerne in Parfummischungen und Kosmetikprodukten verwendet.

Für 1 Liter ätherisches Vetiveröl benötigt man 50kg Wurzeln.

körperliche Wirkung: entzündungshemmend, krampflösend, antiseptisch, kreislaufstimulierend, immunstärkend, hautpflegend, hautregenerierend, bindegewebsstärkend, durchblutungsfördernd, schmerzlindernd, schweißtreibend, juckreizstillend, insektizid, hormonausgleichend, lymphentstauend, unterstützt den Kreislauf, hautpflegend
geistige und seelische Wirkung: erdend, zentrierend, beruhigend, stabilisierend, nervenstärkend, gibt Kraft, aphrodisierend, angstlösend, schenkt Selbstvertrauen und Gelassenheit

Anwendungsgebiete: ADHS, Hyperaktivität, Schwangerschaftsstreifen, Cellulitis, Arthritis, Rheuma, Impotenz, Frigidität, Krämpfe, Muskelschmerzen, Infektanfälligkeit, Immunschwäche, Angst, Depression, Erschöpfung, Magersucht, Nervosität, Schlafstörungen, Stress, Akne, Falten, Juckreiz, Wunden, Niedergeschlagenheit, lästige Insekten, unerfüllter Kinderwunsch, Wechseljahrsbeschwerden, Ödeme, Kreislaufprobleme

Praxistipps
Raumduft: bei Stress und Erschöpfung kann man 2 Tropfen Vetiver-, 2 Tropfen Zedernholz-, 3 Tropfen Orangen- und 1 Tropfen Rosenöl vernebeln.
Entspannungsbad: Zur Entspannung nach einem stressigen Tag und um zurück zu seinen Wurzeln zu finden, empfiehlt sich ein hautpflegendes warmes Bad mit einem Badezusatz aus 2 Tropfen Vetiver-, 2 Tropfen Orangen- und 1 Tropfen Lavendelöl, die man gut mit 2 EL Honig und 100 ml Kokosmilch vermischt.
ADHS: Hyperaktive Kinder sollen 3-mal täglich drei mal direkt an dem Vetiverölfläschchen riechen. Zusätzlich ist auf tägliche Bewe-

gung an der frischen Luft und auf weitgehenden Verzicht von Zucker und Weißmehl zu achten.

Insektenschutz: Tränken Sie ein kleines Stück Baumwolle mit Vetiveröl und legen Sie dieses in den Wäscheschrank: dies bildet einen sicheren Schutz vor Motten.

WEIHRAUCH

Boswellia sacra, Boswellia carterii, Boswellia serrata

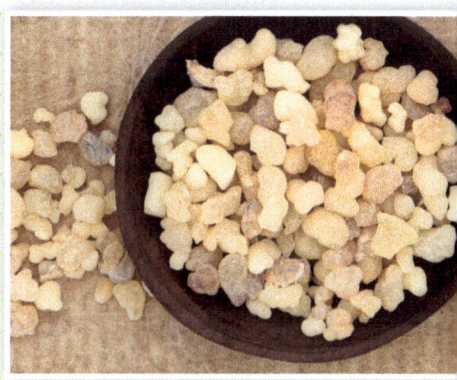

weitere Namen: Olibanum
verwendeter Pflanzenteil: Harz
Gewinnung: Wasserdampfdestillation
Haltbarkeit: 3-4 Jahre
Duftnote: balsamisch, würzig
Farbe: gelb-bräunlich bis gelb-rötlich
Anbaugebiet: Oman, Äthiopien, Jemen, Somalia, Indien
Chakra: Kronenchakra

Interessant: Der Weihrauchbaum ist in wärmeren Gefilden heimisch und wird vor allem in Jemen, Äthiopien, Somalia und Indien angebaut. Der Einsatz von Weihrauch erfreut sich einer langen Tradition, so gilt er schon seit Jahrtausenden als **Allheilmittel** für jede dem Menschen bekannte Krankheit. In der traditionellen indischen Heilkunst Ayurveda wird er bereits seit rund 5000 Jahren zu Heilzwecken benutzt, zum Beispiel bei rheumatischen Erkrankungen. Auch im altägyptischen Ebers-Papyrus aus dem 16. Jahrhundert vor Christus wird er erwähnt und in der Bibel wird von seiner Verwendung als heiliges Salbungsöl berichtet. Ebenso brachten die heiligen drei Könige dem Jesuskind Weihrauch als Geschenk an die Krippe. In früheren Zeiten war Weihrauch aufgrund seiner Heilwirkungen sogar wertvoller als Gold. Hippokrates setzte den Weihrauch zur **Wundreinigung**, gegen **Verdauungsbeschwerden** und **Atemwegserkrankungen** ein und auch Hildegard von Bingen schwor auf seine Heilkraft.

Im Handel gibt es drei Öle, die alle aus einer unterschiedlichen Weihrauchart gewonnen wurden. So stammt Boswellia sacra aus dem Oman, Jemen und Äthiopien, Boswellia carterii aus Somalia und Boswellia serrata aus Indien. Alle drei Arten erwiesen sich in Studien als ähnlich wirksam.

Das sehr **milde** Weihrauchöl, das sich aus über 100 Einzelkomponenten zusammensetzt, eignet sich hervorragend zur **Hautpflege** und zur Milderung von **Falten**. Ebenso wirkt es sehr gut gegen alte und wulstige **Narben**. Auch bei **Husten** und **Bronchitis** hat sich eine Inhalation mit dem ätherischen Weihrauchöl wegen seiner **auswurffördernden, antibakteriellen und entzündungshemmenden** Inhaltsstoffe bewährt.

In letzter Zeit rückten der Weihrauch und das Weihrauchöl vor allem aufgrund der stark **entzündungshemmenden** und äußerst **antitumoralen Wirkung** in den Fokus der Wissenschaft.

Es gibt inzwischen unzählige Studien, die eine direkte und gezielte Wirkung gegen allerlei menschliche Krebszellen durch alle drei Weihraucharten beweisen. Dies wurde für Blasenkrebs, Brustkrebs, Bauchspeicheldrüsenkrebs und viele mehr aufgezeigt. Das Weihrauchöl schädigte dabei gezielt nur Krebszellen, ohne dabei die gesunden Zellen anzugreifen. Auch scheint es so, als ob Weihrauchöl eine Metastasierung verhindern könnte.

Auch zur Behandlung von **chronisch entzündlichen Darmerkrankungen** wie Morbus Crohn oder Ulcerative Colitits gibt es inzwischen vielversprechende Studien. Auch bei **Arthritis** hat sich sein Einsatz in Studien bewährt: So fanden Forscher der Cardiff University heraus, dass das ätherische Öl die Entzündungsparameter bei Arthritis deutlich reduzieren konnte. Ebenso wuden durch die Entzündungen ausgelösten Knorpelschäden reduziert.

Neben seiner entzündungshemmenden und antitumoralen Eigenschaften ist auch die **immunmodulierende Wirkung** des Weihrauchs hervorzuheben: Diese wirkt sich bei allen Krankheiten positiv aus und kann vor allem bei Menschen mit geschwächtem oder überfordertem Immunsystem (z.B. bei Krebs, chronischen Krankheiten oder Allergien) hilfreich sein.

Verwendet man Weihrauchöl in Kombination mit Myrrheöl, verstärken sich übrigens die Wirkungen beider Öle synergistisch.

Für 1 Liter ätherisches Weihrauchöl benötigt man 20kg Harz.

körperliche Wirkung: antitumoral, immunstärkend, wundheilend, krampflösend, muskelentspannend, stark entzündungshemmend, hautpflegend, hautglättend, adstringierend, harntreibend, verdauungsfördernd, hautregenerierend, schmerzlindernd, auswurffördernd, antibakteriell, blutungsstillend

geistige und seelische Wirkung: antidepressiv, entspannend, erhöht das spirituelle Bewusstsein, ausgleichend, stabilisierend, verbindet uns mit dem Göttlichen, stimmungsaufhellend, angstlösend

Anwendungsgebiete: Tumore, Krebs, Meditation, Sterbebegleitung, Angst, Aufregung, Bronchitis, Husten, Narben, Falten, Morbus Crohn, Ulcerative Colitis, Darmentzündung, Asthma, COPD, Allergien, chronische Erkrankungen, Depression, Immunschwäche, AIDS, Rheuma, Arthritis, Entzündungen, Hautpflege

Praxistipps

Husten & Asthma: bei Bronchitis, Husten oder Asthma kann man 2 Tropfen Weihrauch-, 1 Tropfen Lavendel- und 1 Tropfen Eukalyptusöl auf 1 Liter heißes Wasser bis zu 3-mal täglich inhalieren.

Krebs: bei Krebs kann man unterstützend eine Mischung aus 16 Tropfen Weihrauch-, 6 Tropfen Lemongras-, 6 Tropfen Orangen-, 4 Tropfen Lavendel- und 4 Tropfen Myrrheöl mischen. Von dieser Mischung reibt man 4-mal täglich 2-3 Tropfen auf die vom Krebs betroffenen Stellen. Zusätzlich gibt man davon 2-mal täglich je 1 Tropfen auf die Fußsohlen. Bei Hautreizungen mit einem fetten Trägeröl (z. B. Olivenöl) vermischen.

Raumduft: Zur Meditation und zur Desinfektion der Atemluft kann man 4 Tropfen Weihrauchöl und 1 Tropfen Zitronenöl vernebeln.

Rheuma & Arthritis: bei Rheuma oder Arthritis kann man eine Mischung aus 4 Tropfen Weihrauch-, 3 Tropfen Copaiba-, 2 Tropfen Myrrhe- und 1 Tropfen Zypressenöl, mit 2 Tropfen Olivenöl vermischt, in die betroffenen Gelenke einmassieren.

Hautpflege: täglich 1-2 Tropfen auf Gesicht, Dekolette, Hals und Nacken auftragen, um die Haut nach einem Sonnenbad zu pflegen und Falten zu reduzieren

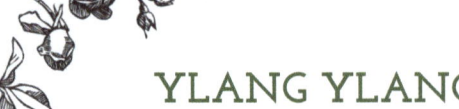

YLANG YLANG
Cananga odorata

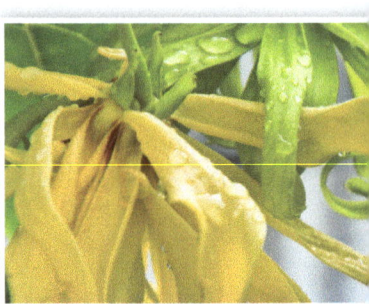

verwendeter Pflanzenteil: Blüten
Gewinnung: Wasserdampfdestillation
Haltbarkeit: 5-6 Jahre
Duftnote: blumig, süß, sinnlich
Farbe: gelblich
Anbaugebiet: Madagaskar
Chakra: Sakralchakra, Herzchakra

Interessant: Ursprünglich stammt der bis zu 20m hohe Ylang Ylang Baum von den Philippinen, inzwischen wächst er aber auch in Indien, Madagaskar und Java. Ylang Ylang bedeutet übrigens so viel wie „Blume der Blume". Dieser Name ist wohl auf die wunderschönen und betörend duftenden gelben Blüten des Baumes zurückzuführen. Der betörende Duft gilt als Sinnbild der Erotik und Sexualität. Dementsprechend liegt sein Einsatzgebiet hauptsächlich im psychischen Bereich. So wird es etwa gerne bei **sexueller Unlust** oder **Depressionen** eingesetzt. Aber auch zur Stärkung des **Selbstwertgefühls** wird es verwendet, was neuerdings sogar wissenschaftliche Bestätigung findet. Die Wirkung von Ylang Ylang-Öl auf das Selbstwertgefühl wurde in einer Studie aus dem Jahr 2014 untersucht. Das Ergebnis: das Auftragen von Ylang Ylang-Öl verbessert die Wahrnehmung des eigenen Selbstwertes signifikant, ebenso wie das Riechen des ätherischen Öles.

Das ätherische Öl kann aber noch viel mehr: In einer weiteren Studie wurde nun nachgewiesen, dass es auch zur Behandlung einer Infektion mit dem antibiotikaresistenten Keim *Staphylococcus aureus* eingesetzt werden kann.

Zusätzlich ist das ätherische Ylang Ylang-Öl ein **Frauenduft**, der die weiblichen Hormone ausgleicht, weshalb man es auch bei **PMS** und **Menstruationsbeschwerden** wunderbar verwenden kann. Gleichzeitig hat es einen starken Bezug zum Herz: so **senkt** das Öl den **Blutdruck** und bringt den Herzschlag in einen angenehmen Rhythmus.

Das dickflüssige Öl öffnet das Herz für das Schöne und die Gefühlswelt. Es wirkt stark **ausgleichend, harmonisierend und zentrierend**, sodass man es immer dort einsetzten sollte, wo etwas aus dem Gleichgewicht gekommen ist. Auch bei starken Gefühlsausbrüchen wie **Zorn** oder **Eifersucht** kann es helfen, wieder zu seiner Mitte zu finden.

Für 1 Liter ätherisches Ylang Ylang-Öl benötigt man etwa 50kg Blüten.

körperliche Wirkung: blutdrucksenkend, krampflösend, antiseptisch, hautpflegend, antimykotisch, schmerzlindernd, gefäßerweiternd, entzündungshemmend, reguliert den Herzschlag, antioxidativ, herzstärkend, senkt die Atemfrequenz, feuchtigkeitsspendend, talgregulierend, blutdrucksenkend, hormonausgleichend

geistige und seelische Wirkung: aphrodisierend, entspannend, harmonisierend, ausgleichend bei starken Gefühlen wie Hass, Wut, Zorn und Eifersucht, konzentrationsfördernd, antidepressiv, stimmungsaufhellend, euphorisierend, gibt Vertrauen und Selbstsicherheit, bringt die männlichen und weiblichen Anteile in Balance, regt die Phantasie an, löst blockierte Gefühle

Anwendungsgebiete: PMS, Menstruationsbeschwerden, Wechseljahrsbeschwerden, Impotenz, Frigidität, Ängste, Schlafstörungen, Nervosität, hoher Blutdruck, Herzklopfen, Herzrhythmusstörungen, Depression, Haarausfall, Krämpfe, fettige Haut, Kopfschmerzen, Stress, Erschöpfung, Insektenstiche, Durchfall, Blähungen, Darminfektionen, Akne, Pickel, Hautpflege, Falten, Zorn, niedriges Selbstwertgefühl, Eifersucht, Wut

Praxistipps

Raumduft: 2 Tropfen Ylang Ylang-Öl im Diffuser vernebelt, schafft eine sinnlich knisternde Atmosphäre und regt die Phantasie an.

Badezusatz: Für ein ausgleichendes und aphrodisierendes Badeöl mischt man 2 Tropfen Ylang-Ylang-Öl, 1 Tropfen Zitronen- und 2 Tropfen Weihrauchöl mit 200ml bio Kokosmilch und gibt die Mischung ins Badewasser.

Massageöl: Bei PMS, Menstruations- oder Wechseljahrsbeschwerden kann man 2 Tropfen Ylang Ylang-Öl, 2 Tropfen Vetiveröl und 2 EL

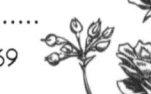

Jojobaöl mischen und sanft auf den Unterbauch massieren.

Körperöl: 10 Tropfen Ylang-Ylang-Öl, 10 Tropfen Orangen-, 10 Tropfen Weihrauch- und 10 Tropfen Copaibaöl in 100ml passendes Trägeröl (z.B.: Mandelöl) gemischt, ergibt ein wunderbar hautpflegendes Körperöl, das Falten vorbeugt und uns Selbstvertrauen schenkt.

! Der Duft des ätherischen Ylang Ylang-Öles kann bei Überdosierung zu Übelkeit und Kopfschmerzen führen.

Zedernholz

Cedrus atlantica

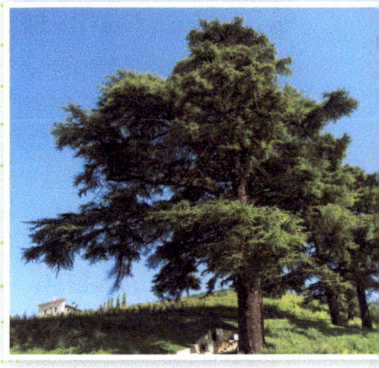

weitere Namen: Atlaszeder
verwendeter Pflanzenteil: Holz
Gewinnung: Wasserdampfdestillation
Haltbarkeit: 10 Jahre
Duftnote: würzig, holzig, schwer, balsamisch
Farbe: honigfarben
Anbaugebiet: USA, Frankreich, Monakko
Chakra: Wurzelchakra

Interessant: Die Zeder wird bis zu 30 Meter hoch und kann ein biblisches Alter erreichen – ein Baum kann bis zu 2000 Jahre alt werden. Der Einsatz der Zeder zu Heilzwecken erfreut sich einer langen Tradition: die alten Ägypter setzen ihr ätherisches Öl beispielsweise zur Ölung der Toten ein und in Tibet ist sie fixer Bestandteil der traditionellen Medizin. Auch in der Antike wurde sie als Heilmittel benutzt. Zedernholzöl gilt als das erste ätherische Öl der Menschheit. Heutzutage wird es oft als Mittel gegen **Allergien** und **Heuschnupfen** empfohlen: So kann das ätherische Öl, regelmäßig als Raumduft verwendet, zu einer deutlichen Reduktion von Heuschnupfensymptomen wie laufender Nase, Augenjucken und Juckreiz führen. Darüber hinaus animiert es den Körper **Melatonin**, das Schlafhormon, auszuschütten. Melatonin fördert einen guten, gesunden und erholsamen Schlaf, wirkt direkt gegen Krebszellen und gilt als eines der stärksten natürlichen Antioxidantien, die der menschliche Körper produzieren kann.

Auch bei der Behandlung von **Akne** kann das Öl hilfreich sein: So kann der topische Einsatz von ätherischem Zedernholzöl das Auftreten von Akne verhindern und das Hautbild verbessern.

Das ätherische Zedernholzöl wird, anders als die meisten Nadelholzöle, nicht aus den Nadeln sondern aus dem Holz gewonnen – der Baum muss also für das Öl abgeholzt werden. Dies dürfte mit ein Grund dafür sein, dass die Atlaszeder mittlerweile zu den bedrohten Arten gehört. Darum ist es sinnvoll, nur Zedernöl aus eigens dafür angebauten Plantagen zu erwerben. Solche Farmen gibt es beispielsweise in den USA.

Für 1 Liter ätherisches Zedernholzöl benötigt man 30kg Holz.

medizinische Wirkung: antiallergisch, antibakteriell, antiseptisch, schleimlösend, nierenstärkend, blasenstärkend, lymphstimulierend, kräftigend, adstringierend, juckreizstillend, immunsystemausgleichend, krampflösend, entwässernd, hautpflegend, hautregenerierend

geistige und seelische Wirkung: kräftigend, unterstützt bei Neubeginn, hilft im Hier-und-Jetzt zu bleiben, gibt Kraft und stärkt das Selbstbewusstsein, zentrierend, angstlösend, beruhigend, erdend, bringt uns ins innere Gleichgewicht

Indikationen: Schlaflosigkeit, Heuschnupfen, Allergien, Akne, Ödeme, ADHS, Bluthochdruck, Ängste, Atemwegserkrankungen, Nervosität, Geburtsvorbereitung, Geburt, Schlafstörungen, Schwangerschaftsstreifen, Harnwegerkrankungen, Aggressivität, Arteriosklerose, Nierenbeckenentzündung, Arthritis, allergisches Asthma, Bronchitis, Husten, Ekzeme, Nervenschmerzen, Schuppenflechte, Insektenabwehr, Venenbeschwerden, Haarausfall

Praxistipps:
Schlafprobleme: Bei Schlaflosigkeit mischt man 1 Tropfen ätherisches Lavendelöl mit 1 Tropfen ätherischem Zedernholzöl und massiert die Mischung leicht auf beide Fußsohlen. Anschließend formt man mit

den Händen ein "Dach" vor der Nase und atmet ein paarmal tief ein. Sorgt für einen guten und erholsamen Schlaf.

Allergien: Bei Heuschnupfen und Allergien sollte man regelmäßig 3 Tropfen ätherisches Zedernholz- und 1 Tropfen Zypressenöl vernebeln.

Vernebeln: Wenn unruhige Kinder sehr aufgedreht sind und nicht zur Ruhe kommen, kann man 3 Tropfen Zedernholzöl mit 1 Tropfen Lavendel- und 1 Tropfen Orangenöl vernebeln.

ZITRONE

Citrus limon

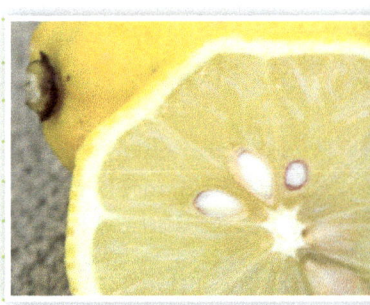

verwendeter Pflanzenteil: Schale
Gewinnung: Raspeln, Pressen
Haltbarkeit: 1 Jahr
Duftnote: zitronig, frisch
Farbe: gelb
Anbaugebiet: Italien, China, USA
Chakra: Solarplexus-Chakra

Interessant: Ursprünglich stammt die seit dem 10. Jahrhundert v. Chr. in ihrer Heimat kultivierte Zitrone aus China. Über Persien gelangte sie schließlich ans Mittelmeer und ist heute fast auf der ganzen Welt zu finden. Von Beginn an wurde die Zitrone auch für Heilzwecke verwendet, man nutzte sie beispielsweise wegen ihrer **antibakteriellen und fiebersenkenden** Eigenschaften. Aber auch wegen ihrem hohen Vitamin C-Gehalt wurde und wird sie geschätzt.

Aufgrund der im ätherischen Zitronenöl enthaltenen Limonene wirkt es **antitumoral** und hilft dem Körper bei der **Entgiftung**. Zudem steigert es die geistige **Leistungs- und Konzentrationsfähigkeit**, was man sich im Alltag im Büro oder zur Prüfungsvorbereitung zu Nutze machen kann.

Aufgrund seiner hervorragenden **antibakteriellen und antiviralen Wirkung** rückte es in letzter Zeit vermehrt in den Fokus der Wissenschaft: So ist es etwa gegen die Bakterien *Streptokokken, Salmonellen* und *Escherichia coli*, aber auch gegen *Staphylokokken*, *Pneumokok-ken*, Diphteriebakterien und Tuberkuloseviren wirksam.

Auch gegen **Schwangerschaftsübelkeit** kann Zitronenöl hilfreich sein: eine Studie aus dem Jahr 2014 an 100 Schwangeren, die an Schwangerschaftsübelkeit litten, bestätigte, dass das Riechen an Zitronenöl die Häufigkeit von Übelkeitsattacken und Erbrechen signifikant verminderte.

Generell ist Zitronenöl ein wertvoller Helfer für unsere Gesundheit, da es nicht nur antibakteriell und antiviral wirkt, sondern auch das **Immunsystem stärkt** und die Zahl der weißen Blutkörperchen – das ist sozusagen die Körperpolizei, die sich um die Entsorgung und Zerstörung von Bakterien, Viren, aber auch Krebszellen kümmern – erhöht. So haben japanische Forscher etwa herausgefunden, dass die Zahl der Krankheitsfälle in mit Zitronenöl bedufteten Büroräumen innerhalb eines Jahres um die Hälfte sank. Dies wahrscheinlich nicht nur wegen der immunstimulierenden Wirkung, sondern auch weil Zitronenöl erfolgreich die Atemluft von Krankheitserregern aller Art befreien kann und so das Ansteckungspotential deutlich verringert. Zudem wirkt es stark stimmungsaufhellend, entgiftend und stärkt die Gefäßwände.

Für 1 kg ätherisches Zitronenöl benötigt man ca. 3000 Früchte oder 200kg Schalen.

körperliche Wirkung: immunstärkend, antibakteriell, leicht antiviral, gefäßstärkend, steinlösend, appetitanregend, entzündungshemmend, fiebersenkend, blutdrucksenkend, verdauungsfördernd, blutverdünnend, venenstärkend, leberstärkend, galleflussfördernd, antimykotisch, antitumoral, entschlackend, entgiftend, adstringierend, hautstraffend, blähungswidrig, antirheumatisch, schweißtreibend, krampflösend, blutstillend, harntreibend, insektizid, lymphflussanregend

geistige und seelische Wirkung: konzentrationsfördernd, stimmungsaufhellend, beruhigend, klärend, schärft den Verstand, steigert die geistige Leistungsfähigkeit und das Gedächtnis, verleiht Leichtigkeit und Lebensfreude, angstlösend, entspannend

Anwendungsgebiete: Hühneraugen, verdickte Hornhaut, Cellulite, Pickel, Akne, Depression, Immunschwäche, Nierensteine, Schnupfen, Fieber, Herpes, Stress, Prüfungen, Konzentrationsschwäche, Erkältung, Schnupfen, Bronchitis, Asthma, Putzmittel, Warzen, Infekte, Arteriosklerose, Kreislaufprobleme, Krampfadern, Falten, Verdauungsprobleme, Blähungen, Anämie, Angina, Darmentzündung, Übelkeit, Erbrechen, Ödeme, Insektenstiche, Insektenabwehr, Rheuma, Venenprobleme, Venenentzündung, Zahnfleischentzündung, Angst, Leberschwäche, Thrombose, Müdigkeit, Entgiftung, Mandelentzündung, Halsentzündung, Heiserkeit, Schwangerschaftsübelkeit, Demenz, Alzheimer, Tuberkulose, Diphterie

Praxistipps

Zitronenlimonade: Mischen Sie 2 EL Honig mit 1-2 Tropfen Zitronenöl und dem Saft von 1-2 Zitronen. Füllen Sie nun ca. 800ml kaltes Wasser dazu und genießen Sie dieses erfrischende und gesunde Getränk.

Raumduft: Zur Desinfektion der Atemluft und zur Konzentrationsförderung im Büro und beim Lernen vernebelt man 10 Tropfen Zitronenöl.

Topisch: Bei hohem Blutdruck kann man 2-mal täglich 1-2 Tropfen Zitronenöl mit etwas Olivenöl vermischen und auf die Fußsohlen massieren.

Hühneraugen: bei Hühneraugen und verdickter Hornhaut an den Füßen kann man morgens und abends jeweils 1 Tropfen Zitronenöl auf die betroffenen Hautstellen auftragen.

Duft: 1 Tropfen Zitronenöl direkt vor dem Waschen in den Geschirrspüler oder die Waschmaschine getropt, verstärkt die Reinigungswirkung, beseitigt Bakterien und versorgt Geschirr und Wäsche mit einem leichten, wunderbar frischen Zitronenduft.

Zitronenwäsche: Wäscht man frisches Obst mit Zitronenwasser, so soll es länger haltbar sein und hält lästige Fruchtfliegen fern.

! Ätherisches Zitronenöl wirkt photosensibilisierend. Nach dem Auftragen Sonnen- und UV-Licht für 12 Stunden meiden. Da das Öl hautreizend wirkt, sollte man immer auf eine ausreichende Verdünnung achten.

ZYPRESSE

Cupressus sempervirens

weitere Namen: Säulen-Zypresse, Mittelmeerzypresse

verwendeter Pflanzenteil: Früchte und Zweige

Gewinnung: Wasserdampfdestillation

Haltbarkeit: 2-3 Jahre

Duftnote: würzig, holzig

Farbe: farblos bis gelblich

Anbaugebiet: Frankreich, Italien

Chakra: Wurzelchakra

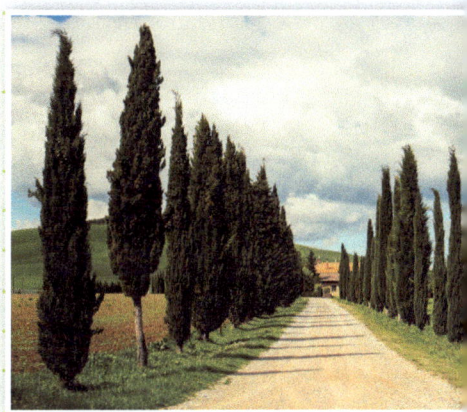

Interessant: Die bis zu 25 Meter hohe Zypresse ist vor allem im Mittelmeergebiet heimisch und besticht durch ihren schlanken, aufrechten Wuchs, der in der Toskana ganze Landstriche prägt. Die Zypresse ist schon seit langer Zeit bekannt und galt in der Antike als Symbol des Todes und der Trauer, in der christlichen Lehre wird sie hingegen mit dem ewigen Leben assoziiert.

Ätherische Öle verschiedener Zypressen finden zur Zeit vermehrt Beachtung in der modernen Wissenschaft. Vor allem die Wirkung auf das **Immunsystem** ist verblüffend: so wurde aufgezeigt, dass das Einatmen von im Diffuser zerstäubten Zypressenöl die Anzahl und Aktivität der Killerzellen beim Menschen erhöht und im Gegenzug die T-Zellen vermindert. Ebenso erniedrigte sich der Adrenalin- und Noradrenalinspiegel – dies sind Stresshormone – im Urin der Probanden. Es hat also eine ausgleichende Wirkung auf das menschliche Immunsystem und verringert den Stresslevel, was auch seine gute Wirkung bei **Allergien** und Heuschnupfen erklärt.

Aber auch die **antitumoralen** Fähigkeiten des Zypressenöls wurden untersucht. Zypressenöl zeigte dabei eine deutliche Anti-Tumorwirkung gegen menschliche Melanomzellen

Haupteinsatzgebiet des ätherischen Zypressenöls sind alle Beschwerden, die mit dem **Atmungsorganen** und dem **Kreislaufsystem** zusammenhängen. Aber auch bei allen Problemen mit den **Venen**, wie etwa Krampfadern, Couperose oder Venenentzündungen, und dem **Binde-**

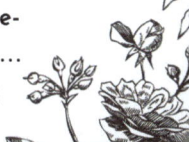

gewebe hat sich das Zypressenöl bewährt. Und aufgrund der **hormonausgleichenden** Wirkung, wird es auch oft bei **Prostatabeschwerden**, sowie **Zysten** an den Eierstöcken angewandt. Für 1 Liter ätherisches Zypressenöl benötigt man 80-100kg Früchte und Zweige.

körperliche Wirkung: antioxidativ, immunregulierend, entwässernd, adstringierend, bindegewebsstärkend, schleimlösend, krampflösend, schwach antibakteriell, bronchienerweiternd, kreislaufanregend, verdauungsfördernd, hormonausgleichend, wundheilend, hautpflegend, entzündungshemmend, antiseptisch, regt den Lymphfluss an, hustenstillend, antiallergisch, antitumoral, durchblutungsfördernd
geistige und seelische Wirkung: aufbauend, tröstend, bringt uns ins Hier und Jetzt und auf den Boden der Tatsachen, hilft Ideen in die Tat umzusetzen, nervenstärkend, konzentrationsfördernd, harmonisierend, erdend, stimmungsaufhellend, vermittelt Geborgenheit

Anwendungsgebiete: Krampfadern, Couperose, Hämorrhoiden, Ödeme, Immunschwäche, Heuschnupfen, Allergien, Cellulite, Husten, Keuchhusten, Erkältungen, Bronchitis, Venenentzündung, Venenbeschwerden, übermäßige Schweißproduktion, Trauer, Trennung, Trauma, Prostataprobleme, Eierstockzysten, starke Menstruationsblutung, Schweißfüße, Akne, Pickel, Kreislaufprobleme, Kummer, Rheuma, Grippe, Zahnfleischentzündungen, innere Unruhe, Menstruationsbeschwerden, Asthma, Insektenabwehr, niedriger Blutdruck, Stress, Hautkrebs, Krebs, Diabetes, Bindegewebsschwäche

Praxistipps
Raumduft: 5 Tropfen Zypressenöl vernebelt, helfen bei Beschwerden mit den Atemwegen genauso, wie gegen Moskitos im Sommer, vermindern Stress und stärken zusätzlich unsere Immunabwehr.
Anti-Celluliteöl: Bei Cellulite oder Venenbeschwerden mischt man 15ml Traubenkernöl und 15ml Hagebuttenkernöl mit 8 Tropfen Zypressen-, 5 Tropfen Zitronen- und 5 Tropfen Lemongrasöl. Täglich damit die betroffenen Stellen leicht massieren.
Hormonausgleichendes Bad: bei Zysten an den Eierstöcken, Menstruations- oder Prostatabeschwerden kann ein Vollbad mit einem Zusatz aus 3 Tropfen Zypressen- und 2 Tropfen Teebaumöl, mit 2 EL Meersalz vermischt, hilfreich sein.

Schweißfüße: bei Neigung zu Schweißfüßen, kann man täglich ein Fußbad mit 3 Tropfen ätherischem Zypressenöl und 1 TL Meersalz machen.

! Aufgrund der hormonellen Wirkung nicht für Schwangere und Stillende geeignet. Ebenso nicht bei Epileptikern und Menschen mit Bluthochdruck anwenden.

Erfahrungsbericht Angina
Männliches Kind, 9 Jahre, klagte über Schmerzen im Hals und hat Fieber. Der Arzt diagnostizierte Angina und verordnete Antibiotika. Die Mutter des Kindes wollte zuerst aber noch natürliche Alternativen probieren. Daraufhin wurde eine Mischung aus Zitronen-, Nelken-, Rosmarin-, Eukalyptus- und Zimtöl angefertigt und 1 Tropfen davon, mit Olivenöl vermischt, mehrmals täglich auf die Fußsohlen aufgetragen. Zusätzlich wurde die selbe Mischung, ebenfalls mit Olivenöl vermischt, auf den Halsbereich gegeben. Nach einem Tag war das Fieber praktisch verschwunden, der Hals schmerzte kaum noch. Nach zwei Tagen war dann Kontrolluntersuchung beim Arzt: Und siehe da, das Eiter war weg. Der Arzt hat nun nicht mehr zu Antibiotika geraten. Die Öle wurden bis zum vollständigen Abklingen der Beschwerden weiter aufgetragen.

Erfahrungsbericht Mittelohrentzündung
Männliches Kind, 4 Jahre, leidet an wiederholten Mittelohrentzündungen und hat bereits einige Antibiotikakuren hinter sich. Die Entzündung kommt aber im Abstand von einigen Wochen immer wieder. Der Arzt verordnete erneut Antibiotika. Die Mutter des Kindes wollte aber nun natürliche Alternativen probieren. Daraufhin wurde 1 Tropfen Lavendelöl mehrmals täglich auf die Fußsohlen aufgetragen. Zusätzlich wurde 1 Tropfen Lavendelöl außen rund ums Ohr mehrmals täglich aufgetragen. Ätherische Öle dürfen keinesfalls direkt ins Ohr aufgetragen werden! Zusätzlich wurde ein Wattebausch mit einigen Tropfen Lavendelöl beträufelt und über Nacht ins Ohr gegeben. Nach zwei Tagen war auch hier wieder Kontrolluntersuchung beim Arzt. Die Mittelohrentzündung war nun abgeklungen und trat seither auch nicht wieder auf.

GEWINNUNG DER ÄTHERISCHEN ÖLE

Dampfdestillation

Normalerweise werden ätherische Öle mittels Dampfdestillation gewonnen. Dies ist die bei weitem gebräuchlichste Variante der Gewinnung und auch eine der schonendsten. Dabei wird Wasser erhitzt, sodass Dampf entsteht. Der Dampf löst nun alle Duftstoffe und ätherischen Öle aus den Pflanzen und reißt sie mit sich. Anschließend wird der Wasserdampf schnellstmöglich abgekühlt – das Wasser mit den ätherischen Ölen kondensiert. Der Wasserdampf wird also wieder flüssig. Die ätherischen Öle, die bis auf wenige Ausnahmen leichter als Wasser sind, schwimmen nun an der Oberfläche und können abgeschöpft werden.
Zurück bleibt das Hydrolat. Dieses Kondenswasser ist mit den wasserlöslichen Stoffen der Pflanzen durchsetzt und behält bis zu zwei Prozent des ätherischen Öls gelöst zurück.

Kaltpressung

Zitrusfrüchte bilden eine Ausnahme in der Gewinnung des Öls. Die wertvollen ätherischen Öle stecken bei diesen Früchten in den Schalen. Diese werden ohne Wärmeeinwirkung kalt gepresst, zentrifugiert und danach noch gefiltert. Auf diese Weise erhält man sehr reine und unbehandelte Öle von Mandarine, Tangerine, Zitrone, Orange, Bitterorange, Grapefruit und Bergamotte. Durch diese Methode werden nicht nur die ätherischen Öle gelöst, sondern auch Wachse, Farbstoffe und photosensibilisierende Stoffe.

Ätherische Öle von Zitrusfrüchten sind aufgrund des einfacheren Pressvorganges relativ günstig und zahlreich am Markt zu finden.

Alle in diesem Buch behandelten Öle werden im Normalfall mit einer dieser beiden Gewinnungsmethoden hergestellt, da alle anderen Methoden - mit Außnahme der Gewinnung durch Alkoholextraktion - mit deutlich schlechterer Qualität der Öle einhergehen.

WORAUF SOLL MAN BEIM EINKAUF ACHTEN?

Bioqualität oder Wildsammlung

Damit ist die Wahrscheinlichkeit einer Verunreinigung des ätherischen Öls durch Pestizide, Fungizide, Herbizide und ähnlichem geringer und andererseits meist der Wirkstoffgehalt höher. Denn die in den Ölen enthalten sekundäre Pflanzenstoffe, die antimykotisch, antibakteriell, antiviral, entzündungshemmend, etc. wirken, bilden sich umso mehr aus, je mehr Schädlingen die Pflanze ausgesetzt ist. Darum sollte man beim Einkauf unbedingt auf biologischen Anbau oder Wildsammlung achten, wenn man therapeutisch wirksame Öle erhalten will. Zusätzlich leistet man noch einen wertvollen Beitrag für den Schutz unserer Umwelt.

Naturreine hundertprozentige Öle

Achten Sie auf hundertprozentige naturreine Öle! Naturrein bedeutet, dass das Öl nicht durch irgendwelche Zusätze verunreinigt wurde. Oft ist man versucht „natürliche Öle" zu kaufen. „Natürlich" bedeutet aber lediglich, dass es sich um natürliche - also keine künstlich hergestellten - Öle handelt, es bedeutet aber nicht, dass nur das Öl enthalten ist, das Sie wollen. Das heißt, es könnten theoretisch auch andere ätherische Öle enthalten sein.

Auch bei der Bezeichnung „naturident" handelt es sich nicht um naturreine Öle. „Naturident" bedeutet, dass die Öle mit den natürlichen ident sind, aber künstlich hergestellt wurden. Und schon alleine diese Aussage ist eine Lüge. Denn die synthetischen Öle sind in keinster Weise mit den naturreinen ätherischen Ölen ident, die ja oft aus mehreren hunderten Einzelkomponenten bestehen, wohingegen künstlich hergestellte Öle nur einige wenige Komponenten enthalten. Und selbst diese isolierten Komponenten haben chemisch meist eine komplett andere Struktur und Wirkung, lediglich die chemische Summenformel ist ident.

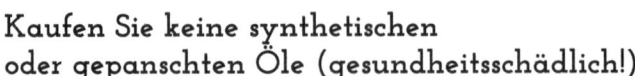

Kaufen Sie keine synthetischen oder gepanschten Öle (gesundheitsschädlich!)

Leider werden immer wieder synthetische oder gepanschte Öle verkauft, der Markt ist inzwischen regelrecht damit überschwemmt. Dabei werden oft teure Öle mit synthetischen oder billigeren Ölen vermischt und verschnitten, was der Wirkung mehr als abträglich ist und im schlimmsten Fall auch gesundheitsschädlich sein kann. Inzwischen kann man viele Duftstoffe künstlich im Labor nachbauen. Diese Öle werden oft als „naturidentisch" bezeichnet. Wenn man allerdings weiß, dass ätherische Öle bis zu 400 unterschiedliche Komponenten aufweisen können, dann versteht man auch, dass dies so nicht stimmen kann. Aus diesem Grund riechen synthetische Öle auch meist flacher und nicht so voll wie natürliche Öle. Ihnen fehlen erstens viele wichtige, therapeutisch wirkungsvolle Inhaltsstoffe und zweitens sind die nachgebauten Bestandteile nicht komplett identisch mit den natürlichen Vorbildern.

Diese Öle haben keinerlei therapeutischen Wert und schlimmer noch, sie können bei einer Anwendung im schlimmsten Fall zu gesundheitlichen Problemen führen. So können etwa schwere Hautreaktionen wie Verätzungen auftreten. Außerdem stehen sie im Verdacht Allergien und Krebs auszulösen.

Oft liest man auf ätherischen Ölen die Bezeichnung „Arzneibuchqualität" oder „geprüfte pharmazeutische Qualität". Leider bedeutet dies im Normalfall, dass die ätherischen Öle oder zumindest einzelne Komponenten synthetisch nachgebaut und gepanscht oder verfälscht wurden. Von solchen Ölen sollten Sie grundsätzlich die Finger lassen.

Achten Sie auf die Deklaration

Vertrauenswürdige Anbieter von guten ätherischen Ölen werden folgende Angaben auf dem Etikett vermerken: Pflanzenname, lateinische Bezeichnung (genau ansehen, um Fehlkäufe zu vermeiden.), Gewinnungsverfahren, verwendeter Pflanzenteil, Ursprungsland, Füllmenge, Anbauqualität (Bio-Anbau, Demeter, konventioneller Anbau, Rückstandskontrolliert, Wildsammlung), Chargennummer, Bio-Zertifikat der EG-Kontrollstelle.

Achten Sie auf therapeutische Qualität

Diese setzt neben einem biologischem Anbau oder der Wildsammlung der Pflanzen voraus, dass die Öle in Edelstahlbehältern destilliert werden und nicht – wie meist üblich – in sehr reaktionsfreudigen Kupfer- oder gar Aluminiumdestillen. Ein weiterer wichtiger Punkt, um die Qualität des Öles zu beurteilen, ist der Herstellungsprozess: so sollte mit möglichst niedrigen Temperaturen und wenig Druck gearbeitet werden, um die therapeutisch wirksamsten Öle zu gewinnen. Gute und vertrauensvolle Firmen geben über die Herstellung und den Produktionsprozeß ihrer Öle meist bereitwillig Auskunft.

WO GIBT'S DIE BESTEN ÄTHERISCHEN ÖLE?

Meiner Meinung nach gibt es die wirksamten ätherischen Öle in hervorragender Qualität und gut produziert bei Young Living. Hier wird meist auf eigenen Feldern unter kontrollierten Bedingungen angebaut, geerntet und destilliert, sodass der gesamte Produktionsprozeß die qualitativ hochwertigsten Öle hervorbringt – ganz nach dem Motto "Von der Saat zum Siegel!".
Sie können die Öle bei Young Living ganz einfach und bequem über's Inernet ordern: **www.youngliving.com/signup**

Bei **Sponsor-ID** geben Sie bitte **1981614** an oder falls Sie bereits einen eigenen Sponsor für Young Living haben, dann fragen Sie nach seiner ID!

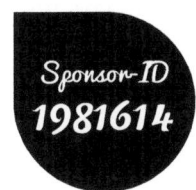

Sponsor-ID
1981614

ANWENDUNG & DOSIERUNG

Vernebeln
Dazu gibt man 3-6 Tropfen ätherisches Öl und Wasser in einen elektrischen Diffuser. Dieser vernebelt das Wasser und die ätherischen Öle kalt, ohne sie zu hoher Hitze auszusetzen wie das z. B. bei einer

Duftlampe der Fall ist, und erfüllt den Raum mit dem Duft des Öls. Da auch bei dieser Art der Anwendung therapeutische Wirkungen festgestellt werden, sollte man pro Tag nie länger als vier mal eine halbe bis maximal eine Stunde lang den Diffuser einschalten.

Inhalation

Die einfachste Art der Inhalation besteht darin, 1-2 Tropfen des gewünschten Öls in die Handfächen oder auf ein Baumwolltuch zu tropfen und an diesem anschließend zu riechen.

Eine andere Art der Inhalation kennt wohl jeder aus Erkältungszeiten: 2-3 Tropfen Öl werden in einen Topf mit heißem Wasser getropft. Dieses verdampft und nimmt die flüchtigen Bestandteile des Öls mit dem Wasserdampf mit. Nun gelangen die Wirkstoffe mittels Einatmen in die Atemwege des Menschen und können dort ihre Wirkung entfalten. Verstärkt wird dieser Effekt, wenn man noch ein Handtuch über den Kopf und Topf legt und sich somit eine Art „Schwitzhütte für den Kopf" baut.

! Asthmatiker müssen bei dieser Art der Anwendung besonders vorsichtig sein, da manche Öle Asthmaanfälle auslösen können.

Lokales Auftragen auf die Haut

Viele Öle wird man lokal auf die Haut auftragen, sei es um Wunden zu desinfizieren, die Wundheilung zu beschleunigen, Gelenkschmerzen zu behandeln oder als Bestandteil des entspannenden Massageöls, um hier nur einige wenige Anwendungsgebiete aufzugreifen. Nachdem ätherische Öle eine sehr kleine Molekularstruktur aufweisen, gelangen sie nach dem Auftragen auf die Haut schnell in Blut und Gewebe und wirken auf diesem Weg auch bei vielfältigen Beschwerden, die nichts mit der Haut zu tun haben. So kann man z.B. bei Verdauungsbeschwerden auch äußerlich den Bauch massieren. Die Wirkstoffe gelangen dann schnell und zuverlässig in das Bauchgewebe und die Verdauungsorgane, wo sie ihre wohltuende Wirkung entfalten.

Diese Anwendungsform eignet sich auch am Besten für kosmetische Anwendungen. Viele Öle unterstützen die Haut, straffen und verjüngen sie und wirken so der natürlich Hautalterung entgegen. Dies auch vor allem aufgrund ihrer starken antioxidativen Fähigkeiten. Wenn wir unsere Körper und unsere Haut mit genügend Antioxidantien versorgen, können diese die freien Radikale im Körper gezielt inaktivieren und so unsere Zellen schützen. Wenn wir krank sind, unter Stress stehen, rauchen oder uns schlecht ernähren, steigt unser Bedarf an Antioxidantien stark an. **Viele ätherische Öle besitzen nun eine hohe Anzahl an Antioxidantien, die nicht nur unserer Haut, sondern auch unserer Gesundheit gut tun.**

Manche ätherische Öle sind stark reizend und sollten deshalb mit einem fetten Öl, dem **Trägeröl**, verdünnt werden. Dazu eignet sich biologisch angebautes und kaltgepresstes Olivenöl genauso wie Leinöl (enthält wichtige, entzündungshemmende Omega-3-Fettsäuren), Jojobaöl oder Mandelöl. Will man gleich eine größere Menge der Mischung herstellen, füllt man das Trägeröl in eine kleine Glasflasche (niemals in eine Plastikflasche, denn die ätherischen Öle können giftige Bestandteile des Plastiks herauslösen) und mischt danach die gewünschte Menge an ätherischem Öl dazu. Gut durchschütteln und schon ist das Öl gebrauchsfertig. Danach kann man das Ölgemisch auftragen und bei Bedarf einmassieren. Natürlich gibt es auch Öle, die man nicht mischen und verdünnen muss, da sie **sehr mild und äußerst hautverträglich** sind. Dies sind beispielsweise **Copaibaöl, Lavendelöl, Teebaumöl, Weihrauchöl** und einige weitere.
Tatsächlich kann man ätherische Öle allerdings auch relativ niedrig verdünnt oder sogar pur anwenden, ohne dass es zu Hautreizungen oder allergischen Reaktionen kommt. Dies sollte aber nur von erfahrenen Anwendern oder Therapeuten angewandt werden. Generell gilt: je weniger Erfahrung man mit der Anwendung ätherischer Öle hat, desto stärker sollten die Öle verdünnt werden.

Dosierung:
Erwachsene: Wenn sie sich einmal bei der Anwendungsart eines Öles unsicher sind, verdünnen Sie 1 - 2 Tropfen Öl mit 10 - 15 Tropfen Trägeröl (7,5%ige Verdünnung) und massieren Sie dieses bei Erwachsenen auf die Fußsohlen - dies aktiviert über die Fußreflexzonen alle Organe des Körpers und die Wirkstoffe gelangen so relativ sicher in den Körper. Bei starken Schmerzen, Verletzungen, akuten Erkrankungen und ähnlichem können Sie hier auch höher dosieren. Zwischen 10 und 50 Prozent sind absolut akzeptabel. 10 Prozent entspricht 1 Tropfen ätherisches Öl auf 10 Tropfen Trägeröl oder 10

Tropfen ätherisches Öl auf 5ml Trägeröl.

Einer 50-prozentigen Mischung entspricht 1 Tropfen ätherisches Öl auf 1 Tropfen Trägeröl oder 5ml ätherisches Öl auf 5ml Trägeröl.

Säuglinge und kleine Kinder benötigen eine höhere Verdünnung: hier vermischen Sie 1 Tropfen ätherisches Öl mit 200 Tropfen oder 10 ml Trägeröl (0,5%ige Verdünnung). In Ausnahmefällen und bei besonders gut verträglichen Ölen können Sie dies auf 1 Tropfen ätherisches Öl pro 5 ml oder 100 Tropfen Trägeröl erhöhen (1%ige Verdünnung).

Kinder ab dem Schuleintritt vertragen eine Mischung von 3 Tropfen auf 200 Tropfen oder 10 ml. Dies entspricht einer 1,5%igen Verdünnung.

Ab dem Alter von 10 Jahren können Sie getrost eine Mischung von 3 Tropfen auf 100 Tropfen oder 5ml Trägeröl verwenden (3%ige Verdünnung).

Wie gesagt sind auch geringere Verdünnungen durchaus möglich, sollten aber unbedingt mit einer Fachfrau abgesprochen werden.

! Besondere Vorsicht ist geboten, wenn man photosensibilisierende Öle verwenden will. Diese setzen den natürlichen Lichtschutz der Haut deutlich herab. Werden die Hautstellen danach UV-Strahlung oder direktem Sonnenlicht ausgesetzt, kann dies zu Sonnenbrand und anderen Sonnenschäden der Haut führen. Dies sind etwa alle Öle aus der Familie der Zitrusgewächse.

Badezusatz

Viele Öle eignen sich hervorragend als Badezusatz. Die ätherischen Öle können im warmen Badewasser ihre duftende Wirkung sehr gut entfalten und schonend verdampfen. Darüber hinaus nimmt die Haut über das Badewasser auch eine geringe Menge der Wirkstoffe auf. Um zu vermeiden, dass die Öle an der Oberfläche des Badewassers schwimmen und so zu Hautreizungen führen können, sollte man immer einen Emulgator verwenden. Dieser sorgt dafür, dass sich die ätherischen Öle gut mit dem Badewasser vermischen. Als klassischer und gesunder Emulgator dient hier **Meer- oder Himalayasalz**. Aber auch **Honig, Öl oder Pflanzenmilch** wie beispielsweise Kokos- oder Hafermilch eignet sich als Trägersubstanz.

Dosierung: Auch hier sollte man darauf achten, nur wenige Tropfen (**3-5 Tropfen**) zu verwenden und diese gut mit einem geeigneten Emulgator (z.B. Öl, Salz, Honig, Pflanzenmilch) zu vermischen.

! Verwenden Sie im Badewasser kein Pfefferminzöl! Dieses kann zu starken Kältegefühlen und Schüttelfrost teilweise über mehrere Stunden führen. Auch durch Erwärmen bekommt man dies dann nicht mehr in den Griff.

LAGERUNG UND HALTBARKEIT

Dass Öle **niemals in Plastikflaschen** gelagert werden sollten, habe ich schon erwähnt. Trotzdem wiederhole ich es an diese Stelle nochmals, weil es essentiell ist, dies zu beachten. Die ätherischen Öle können aus dem Plastik giftige Bestandteile lösen, die wir mit dem ätherischen Öl aufnehmen können.

Damit Ihre ätherischen Öle möglichst lange haltbar sind, sollten Sie auf die richtige Lagerung achten. Am besten stellt man die Öle kühl und dunkel. Das ist auch der Grund, warum die meisten ätherischen Öle in dunklen Glasflaschen verkauft werden. Diese halten bereits einen Gutteil des Lichts ab. Trotzdem behalten ätherische Öle länger ihre Wirksamkeit, wenn man sie zusätzlich noch dunkel und lichtgeschützt lagert.
Die meisten ätherischen Öle mögen zudem weder zu hohe noch zu niedrige Temperaturen. Man sollte sie nicht dauerhaft über 20° Celsius, aber auch nicht bei Kühlschranktemperatur aufbewahren. Am besten ist eine Aufbewahrung im kühlen Keller.

Auch Temperaturschwankungen, wie sie z.B. im Auto oft vorkommen, können die Wirksamkeit negativ beeinflussen. Darum ätherische Öle nur kurz im Auto lagern.
Damit die ätherischen Öle nicht oxidieren, sollte man darauf achten nicht zu viel Sauerstoff an die Öle zu lassen.

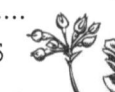

Um Ihre Öle möglichst lange in einer hohen Qualität zu bewahren, sollten sie auf ausreichende Hygiene im Umgang mit ihnen achten. Atmen Sie niemals in eine Flasche hinein, wenn Sie daran riechen. Atmen Sie ein, entfernen Sie dann die Flasche von Ihrem Gesicht und atmen Sie erst dann wieder aus. Auch sollten sie die Öffnung der ätherischen Öle nicht mit den Fingern oder anderen Körperteilen berühren.

Richtige Lagerung ätherischer Öle

- Lichtgeschützt aufbewahren
- Temperaturen um die 8-12° Celsius sind optimal
- nicht dauerhaft über 20° lagern
- nicht im Kühlschrank lagern
- keine Temperaturschwankungen
- nicht direkt in die Flasche ausatmen
- Flaschenöffnung nicht berühren

Wenn man diese Dinge beachtet, halten ätherische Öle relativ lange. Am kürzesten sind ätherische Öle aus Zitrusfrüchten und Teebaumöl haltbar. Diese sollten innerhalb von 1-2 Jahren aufgebraucht werden. Andere Öle halten hingegen deutlich länger, wie z.B. Patchouliöl, das bei richtiger Lagerung weit über 10 Jahre haltbar ist.

Wie lange genau ein Öl hält, ist natürlich stark von der Lagerung abhängig. Sobald ihr einst dünnflüssiges Öl dicker wird, sollten sie es nicht mehr am Menschen anwenden. Sie können es aber z.B. noch ihrem Putzwasser beifügen oder damit Schimmelflecken im Bad behandeln. Aber Vorsicht, bevor Sie damit Dinge aus Plastik waschen. Manche Öle können das Plastik verfärben oder beschädigen.

Im Zweifelsfalle vorher an einer kleinen, unauffälligen Stelle ausprobieren.

KURZER AUSFLUG ZU UNSEREN CHAKREN

Das Wort „Chakra" kommt ursprünglich aus dem Sanskrit und bedeutet so viel wie „Wirbel" oder auch „Rad". Dies kommt daher, dass sich die Chakren im Optimalfall drehen, eben wie ein Wirbel oder Rad, und in dieser **Drehbewegung die Energie des Universums ansaugen, aufnehmen und verteilen.** Ist ein Chakra blockiert, sei es durch Negativität, Wut oder Verletzungen aus der Vergangenheit, kann es keine oder nur noch wenig Energie aufnehmen, was nach einiger Zeit unweigerlich zu Krankheiten führt.

Die sieben Hauptchakren verteilen sich entlang unserer Wirbelsäule vom Endes des Steißbeines bis zum Scheitel. Ihre Aufgabe ist es, die universelle, kosmische Lebensenergie (auch Prana genannt) aufzunehmen und **an die zugeordneten Bereiche und Organe zu verteilen.** Alles, was lebt, ist von dieser Energie durchdrungen und wird von dieser aufgebaut und erhalten. Nur wenn die Chakren einwandfrei funktionieren und im Gleichgewicht sind, können sie den Körper mit lebenswichtiger Energie versorgen und so das reibungslose Funktionieren gewährleisten.

Jedes Chakra ist für unterschiedliche Bereiche im menschlichen Körper und Geist zuständig. Genauso sind jedem Chakra eigene Farben, Steine, Öle, Symbole, etc. zugeordnet. Diese repräsentieren die selbe Schwingungsfrequenz wie das zugeordnete Chakra und können dieses somit beeinflussen und ausgleichen. Zu beachten ist, dass ein ätherisches Öl mehrere Chakren gleichzeitig beeinflussen kann.

1. Chakra: Basis- oder Wurzelchakra

Dieses Chakra hat seinen Sitz am Ende des Steißbeines (bei Männern) bzw. zwischen den Eierstöcken (bei Frauen). Es ist das **Chakra der Willenskraft und der Stärke, aber auch der generellen Lebensenergie.** Wie der Name Wurzelchakra schon verrät, bindet uns dieses Chakra an die Erde und sorgt für eine gute Verwurzelung. Es erdet uns und bringt uns mit der Natur und dem Kosmos in Einklang.

Probleme mit diesem Chakra äußern sich in allen Bereichen, wo man ums primitive Überleben kämpft, wie generell Krankheit und Mangel an Lebensenergie. Durch unsere materiellen Sorgen und Nöte, wie beispielsweise ständige Geldsorgen, wird dieses Chakra blockiert. Ein geschwächtes Wurzelchakra zeigt sich auch durch Antriebslosigkeit, Unsicherheit, fehlendes Urvertrauen, mangelndes Durchsetzungsvermögen, Selbstsucht, Gewalt und Neid.

Körperliche Beschwerden sind typischerweise Hexenschuss, Probleme mit der Lendenwirbelsäule, Nierenprobleme, Nebennierenprobleme, Durchfall oder Verstopfung.

Wenn das Wurzelchakra offen ist und sich problemlos dreht, wird materieller Erfolg und Kreativität ganz selbstverständlich zu unserem Leben gehören. Wir fühlen uns dann gut aufgehoben, voller Urvertrauen und stabil in unserem Sein.

Sanskrit: Muladhara-Chakra
Lernaufgabe: Urvertrauen, Lebensenergie, Stabilität, Durchsetzungskraft, Beziehung zur Erde und der materiellen Welt
Farbe: Rot
Organe/Bereiche: Nieren, Nebenniere, unterer Rücken, Haut und Nerven
Planet: Mars
Element: Erde
Ätherische Öle: Fichte, Gewürznelke, Immortelle, Myrrhe, Vetiver, Wintergrün, Zedernholz, Zypresse

2. Chakra: Sakral- oder Nabelchakra

Das Sakralchakra hat seinen Sitz etwas unterhalb des Nabels und ist der **Sitz der sexuellen und emotionalen Energie.** Kann die Energie ungehindert durch dieses Chakra fließen, sind wir mit unserer Sexualität, unseren Gefühlen und unserem Essverhalten im Reinen. Hier geht es auch um die richtige Balance zwischen Geben und Nehmen. Ist das Chakra blockiert, so äußert sich dies in sexuellen Problemen wie Impotenz, Frigidität, aber auch Sexsucht. Man wird magersüchtig und leidet unter Appetitlosigkeit oder im Gegensatz dazu unter Fresssucht und bekommt einfach nicht genug.

Auf körperlicher Ebene sind typische Probleme mit dem Sakralchakra Blasenentzündung, Menstruationsbeschwerden, Wechseljahrsbeschwerden, Arthritis und Blutkrankheiten.

Das Sakralchakra gilt als das **Zentrum des Hellfühlens.** Ist es voll aktiviert, können wir die Gefühle und sogar die körperlichen Schmerzen anderer Menschen wahrnehmen.

Sanskrit: Svadhisthana-Chakra
Lernaufgabe: Ursprüngliche Gefühle zulassen, Sinnlichkeit, Sexualität, Erotik, Kreativität, Begeisterungsfähigkeit, Freude
Farbe: Orange
Organe/Bereiche: Keimdrüsen, Gebärmutter, Eierstöcke, Hoden, Prostata, Vagina, Penis, Blase, Körperflüssigkeiten, Harnleiter, Harnröhre, Vorsteherdrüse, Eierstöcke
Planet: Mond
Element: Wasser
Ätherische Öle: Copaiba, Muskatellersalbei, Orange, Ylang Ylang

3. Chakra: Solarplexuschakra oder Sonnengeflecht

Dieses Chakra befindet sich etwa eine Handbreit über dem Nabel. Es hat einen starken Bezug zu unserem **Selbstwert und Selbstvertrauen.** Ängste, die diese beiden Themen betreffen, wie etwa die Angst nicht gut genug zu sein, blockieren dieses Chakra. Auch geht es beim Solarplexuschakra um **unterdrückte Wut und generell unterdrückte Emotionen.** Ist es aus dem Gleichgewicht entstehen Selbstzweifel, Aggression, ein Gefühl von Machtlosigkeit und Gier. Wir haben dann das Gefühl, krank zu sein und fühlen uns generell nicht in unserer Mitte. Widmen wir uns diesem Zentrum ausgiebig und bringen es dadurch wieder ins Gleichgewicht, können wir Krankheiten, die durch unterdrückte Wut entstehen, heilen. Dies sind zum Beispiel Krebs und Lebererkrankungen.
Ist dieses Chakra im Gleichgewicht fühlen wir uns selbstsicher und können uns und andere so wie sie sind akzeptieren und übersinnliche Fähigkeiten entwickeln.

Sanskrit: Manipura-Chakra
Lernaufgabe: Verarbeiten von Gefühlen, Entfaltung der Persönlichkeit, Selbstvertrauen
Farbe: Gelb
Organe/Bereiche: Leber, Milz, Gallenblase, Verdauungs- und Ausscheidungssystem, Magen, Bauchspeicheldrüse
Planet: Merkur
Element: Feuer
Ätherische Öle: Cistrose, Gewürznelke, Lavendel vera, Oregano, Rosmarin, Zimtblätter, Zimtrinde, Zitrone

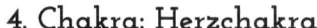

4. Chakra: Herzchakra

Dieses Chakra hat seinen Sitz in der Mitte des Brustbeins. Das Herzchakra ist das **Chakra der Liebesfähigkeit**. Es regelt die Selbstliebe genauso wie die Liebe zu anderen. Ist dieses Chakra im Gleichgewicht, lieben wir uns selbst und andere bedingungslos und können Mitgefühl empfinden. Ein gestörtes Herzchakra äußert sich in Herz- und Kreislaufproblemen, allen Erkrankungen der Brust sowie des Schultergürtels.

Auf seelischer Ebene äußert sich eine Störung durch Lieblosigkeit, Verantwortungslosigkeit, Unsensibilität genauso wie Übersensibilität, Verschlossenheit, Herzlosigkeit und Rücksichtslosigkeit.

Sanskrit: Anahata-Chakra
Lernaufgabe: bedingungslose Liebe, Mitgefühl, Selbstlosigkeit, Hingabe, Reinheit, Toleranz, Vergebung, Heilung
Farbe: Grün
Organe/Bereiche: Herz, Kreislauf, Brust, Schultergürtel, Thymusdrüse
Planet: Venus
Element: Wasser
Ätherische Öle: Cistrose, Fichte, Lemongras, Rose, Ylang Ylang

5. Chakra: Hals- oder Kehlkopfchakra

Dieses Chakra gilt als das **Kommunikationszentrum** und liegt direkt unter dem 7. Halswirbel in Schulterhöhe. Hier geht es vor allem um das Thema, ob wir uns und anderen gegenüber ehrlich sein können. Schlucken wir Worte und Gefühle herunter, anstatt sie auszusprechen und auszudrücken, behindern wir das Kehlkopfchakra. Ein gestörtes Kehlkopfchakra resultiert in Heiserkeit, Halsschmerzen, Kehlkopfentzündung und Schilddrüsenproblemen, Sprachstörungen, Depression, Unehrlichkeit, Allergien, Asthma und Husten. Wir plappern dann zu viel und ununterbrochen oder sind sehr verschlossen. Umgekehrt heilen wir alle Probleme mit den zugehörigen Organen, wenn wir dieses Chakra ins Gleichgewicht bringen. Dieses Chakra ist auch für die Hellhörigkeit und das Wahrnehmen unserer geistigen Führung zuständig.

Sanskrit: Vishuddha-Chakra
Lernaufgabe: Kommunikation, kreativer Selbstausdruck, Unabhän-

gigkeit, Weite, Ehrlichkeit
Farbe: Blau
Organe/Bereiche: Nase, Hals, Kehlkopf, Schilddrüse, Luftröhre, Lunge, Bronchien, Atmung
Planet: Jupiter
Ätherische Öle: Eukalyptus, Teebaumöl

6. Chakra: Stirnchakra oder Drittes Auge

Das Stirnchakra findet man in der Mitte der Stirn direkt zwischen den Augenbrauen. Es wird auch drittes Auge genannt, denn es ist auch für die Fähigkeit des **Hellsehens und des geistigen Heilens** zuständig. Ein Ungleichgewicht macht sich durch Kopfschmerzen und Konzentrationsprobleme bemerkbar. Kann die Energie aber ungehindert fließen, so sind wir in der Lage unsere Energie zu bündeln und zu konzentrieren, sodass wir uns und andere heilen und in schwierigen Zeiten unsere Schwingung erhöhen können. Wir können dann mit unserem inneren Auge sehen und werden hellsichtig.

Sanskrit: Ajna-Chakra
Lernaufgabe: Erkenntnis, Intuition, Willensprojektion, Geisteskraft, innere Sinne entwickeln
Farbe: Indigoblau
Organe/Bereiche: Kopf, Augen, Ohren, limbisches System, Hypophyse, unterer Gehirnstamm, Nervensystem
Planet: Saturn
Element: Luft
Ätherische Öle: Pfefferminze

7. Chakra: Kronenchakra

Das Kronenchakra verbindet uns mit dem Göttlichen und dem Universum. Es befindet sich auf dem höchsten Punkt unserer Schädeldecke. Ist dieses Chakra im Gleichgewicht erfahren wir höchste Weisung und sind mit unserem Höheren Selbst in Resonanz. Wir lernen dann absolutes Vertrauen auf Gottes Weg. Es ist das **Zentrum der Intuition**: wir müssen Dinge nicht mehr sehen, hören, riechen oder fühlen, sondern wissen sie einfach. Laut indischer Lehre öffnet sich dieses Chakra erst vollständig, wenn alle anderen Chakren komplett aktiviert und geöffnet sind. Dann erfahren wir den Zustand des All-Eins-Seins, werden vollkommen bewusst und sind nicht mehr an Raum und Zeit gebunden. Unser Gehirn wird dann vollkommen aktiviert und nutzt sämtliche 100 Prozent, anstelle der 5-10 Prozent, die normale Menschen benutzen.

Ist das Chakra blockiert, äußert sich dies in Sorgen, Ängsten, Schmerzen und generell allen Symptomen, die den anderen Chakren nicht eindeutig zugeordnet werden können.

Sanskrit: Sahasrara-Chakra
Lernaufgabe: Vollendung, höchste Erkenntnis, Universelles Bewusstsein, Vereinigung mit dem Göttlichen, spirituelle Entwicklung
Farbe: Weiß oder Violett
Organe/Bereiche: Gehirn, Zentrales Nervensystem, Lymphsystem, Stoffwechsel, Epiphyse
Planet: Sonne
Element: Äther
Ätherische Öle: Lavendel vera, Pfefferminze, Weihrauch

SICHERHEITSHINWEISE ZUM UMGANG MIT ÄTHERISCHEN ÖLEN!

Da es sich bei ätherischen Ölen um äußerst hochkonzentrierte Substanzen handelt, sollte man in der Anwendung immer vorsichtig vorgehen und einige Hinweise zur Sicherheit der Anwendung kennen und befolgen.

- Immer verdünnt auftragen (Ausnahme bei Erwachsenen: Lavendelöl, Teebaumöl, Rosenöl, Weihrauchöl, Myrrheöl, Copaibaöl).
- Nach dem Auftragen von photosensibilisierenden Ölen Sonnen- und UV-Licht für mindestens 12 Stunden meiden. Photosensibilisierende Öle sind in diesem Buch immer gekennzeichnet.
- nicht in die Reichweite von Kindern! Sollte ein Kind ein ätherisches Öl verschluckt haben, geben sie ihm einige Löffel Öl, um das ätherische Öl zu verdünnen und rufen Sie umgehend die Vergiftungszentrale an.
- bei schweren oder chronischen Krankheiten und wenn innerhalb von zwei Tagen nach Anwendungsbeginn keine Besserung eintritt, zum Arzt oder Heilpraktiker.

- bei Einnahme von Medikamenten sollte man vor einer Verwendung immer einen Arzt oder Heilpraktiker befragen.
- Niemals in die Nähe der Augen bringen.
- Asthmatiker sollten mit dem Inhalieren von ätherischen Ölen vorsichtig sein, da dies einen Anfall auslösen könnte. Meistens gut vertragen werden entkrampfende Öle wie echter Lavendel.
- Epileptiker sollten folgende Öle meiden: Basilikum, Fenchel, Kampfer, Salbei, Ysop, Zedernholz, Zypresse
- Nicht alle Öle sind auch während der Schwangerschaft und Stillzeit geeignet. Manche Öle gelten als wehenauslösend, wie z.B. Gewürznelkenöl, andere wiederum hemmen die Milchbildung.
Folgende Öle aus diesem Buch sind in der Schwangerschaft nicht geeignet: Cistrose, Myrrhe, Gewürznelke, Oregano, Rosmarin.
- Nicht alle Öle sind für Babys und Kleinkinder geeignet. Generell gilt, je jünger das Kind ist, umso stärker müssen Sie die Öle verdünnen. Vorsicht ist vor allem bei folgenden Ölen geboten: Pfefferminze, Eukalyptus globulus, Gewürznelke. Aber auch hautreizende Öle sollten nicht verwendet werden. Gut geeignet sind hingegen Rose und Lavendel.
- Bluthochdruck: bei Bluthochdruck sollten Sie mit der Anwendung von blutdrucksteigernden Ölen vorsichtig sein. Dies sind zum Beispiel ätherische Öle von Rosmarin und Oregano.

Weitere Bücher der Autorin
Gesundheit aufs Brot - Rezepte für gesunde Brotaufstriche und Brote. Rein pflanzlich, lecker und gesund!

Nützliche Adressen
Infos zur Autorin, Vorträgen, neuen Büchern, etc. : **www.fasima.at**
Ätherische Öle von Young Living: www.young-living.com
Weiterbildung im Bereich ätherische Öle: www.aromainstitut.at
Aromaanwendungen: Aromawelt Sabine Bauer
AT-Weißkirchen, Tel: +43 (0)650/2170380

Verwendete Studien
Treatment with lavender aromatherapy in the post--anestethia care unit reduces opioid requirements of morbidly obese patients undergoing laparascopic adjustabel gastric banding. Obes Surg. 2007 Jul;17(7):920-5. Kim JT, Ren CJ, Fielding GA, Pitti A, Kasumi T, Wajda M, Lebovits A, Bekker A. Department of Anesthesiology, New York University Medical Center, New York, NY 10016, USA,

Evid Based Complement Alternat Med. 2012;2012:984203. doi: 10.1155/2012/984203. Epub 2012 Nov. 19. Essential oil inhalation on blood pressure and salivary cortisol levels in prehypertensive and hypertensive subjects. Kim IH, Kim C, Seong K, Hur MH, Lim HM, Lee MS.

Psychogeriatrics. 2009 Dec;9(4):173-9. doi: 10.1111/j.1479-8301.2009.00299.x. Effect of aromatherapy on patients with Alzheimer's disease. Jimbo D1, Kimura Y, Taniguchi M, Inoue M, Urakami K.

Antiviral Res. 2007 Oct;76(1):1-10. Epub 2007 May 15. CYSTUS052, a polyphenol-rich plant extract, exerts anti-influenza virus activity in mice. Droebner K, Ehrhardt C, Poetter A, Ludwig S, Planz O.

Nat Prod Commun. 2011 Aug;6(8):1159-62. Susceptibility of the multi-drug resistant strain of Enterobacter aerogenes EA289 to the terpene alcohols from Cistus ladaniferus essential oil. Guinoiseau E, Lorenzi V, Luciani A, Tomi F, Casanova J, Berti L.

http://odontologika.uol.com.br/copaiba.htm

Drug Res (Stuttg). 2014 May 15. [Epub ahead of print] Anti-inflammatory Properties of the Monoterpene 1,8-cineole: Current Evidence for Co-medication in Inflammatory Airway Diseases. Juergens UR.

Evid Based Complement Alternat Med. 2014;2014:820126. doi: 10.1155/2014/820126. Epub 2014 Jun 16. The effect of 1,8-cineole inhalation on preoperative anxiety: a randomized clinical trial. Kim KY, Seo HJ, Min SS, Park M, Seol GH.

Natural Product Research 2012, 26(6):500-509. Clove (Syzygium aromaticum Linn) extract rich in eugenol and eugenol derivatives shows bone-preserving efficacy . Karmakar S, Choudhury M, Das AS, Maiti A, Majumdar S, Mitra C. http://www.aromaticscience.com/clove-syzygium-aromaticum-linn-extract-rich-in-eugenol-and-eugenol-derivatives-shows-bone-preserving-efficacy/

Rev Chilena Infectol. 2013 Aug;30(4):361-73. doi: 10.4067/S0716-10182013000400003. Comparison of the antibacterial effects of matrica & Persica and chlorhexidine gluconate mouthwashes in mechanically ventilated ICU patients: a double blind randomized clinical trial. Darvishi Khezri H1, Haidari Gorji MA, Morad A, Gorji H.

Aliment Pharmacol Ther. 2013 Sep;38(5):490-500. doi: 10.1111/apt.12397. Epub 2013 Jul 4. Randomised clinical trial: a herbal preparation of myrrh, chamomile and coffee charcoal compared with mesalazine in maintaining remission in ulcerative colitis--a double-blind, double-dummy study. Langhorst J, Varnhagen I, Schneider SB, Albrecht U, Rueffer A, Stange R, Michalsen A, Dobos GJ.

J Mycol Med. 2012 Dec;22(4):308-15. doi: 10.1016/j.mycmed.2012.09.003. Epub 2012 Oct 23. Chemical composition and antifungal activity of Matricaria recutita flower essential oil against medically important dermatophytes and soil-borne pathogens. Jamalian A1, Shams-Ghahfarokhi M, Jaimand K, Pashootan N, Amani A, Razzaghi-Abyaneh M.

Treatment with lavender aromatherapy in the post--anestethia care unit reduces opioid requirements of morbidly obese patients undergoing laparascopic adjustabel gastric banding. Obes Surg. 2007 Jul;17(7):920-5. Kim JT, Ren CJ, Fielding GA, Pitti A, Kasumi T, Wajda M, Lebovits A, Bekker A. Department of Anesthesiology, New York University Medical Center, New York, NY 10016, USA,

Life Sciences, 2014 Lavender essential oil inhalation suppresses allergic airway inflammation and mucous cell hyperplasia in a murine model of asthma, Ueno-Iio T, Shibakura M, Yokota K, Aoe M, Hyoda T, Shinohata R, Kanehiro A, Tanimoto M, Kataoka M

Antimicrob Agents Chemother. 2009 May;53(5):2209-11. doi: 10.1128/AAC.00919-08. Epub 2009 Mar 2. Geraniol restores antibiotic activities against multidrug-resistant isolates from gram-negative species. Lorenzi V1, Muselli A, Bernardini AF, Berti L, Pagès JM, Amaral L, Bolla JM.

Nutr Cancer. 2014;66(3):424-34. doi: 10.1080/01635581.2013.878736. Epub 2014 Feb 26. Comparative studies of cytotoxic and apoptotic properties of different extracts and the essential oil of Lavandula angustifolia on malignant and normal cells. Tayarani-Najaran Z, Amiri A, Karimi G, Emami SA, Asili J, Mousavi SH.

Helicobacter. 2003 Jun;8(3):207-15. Antimicrobial activity of essential oils against Helicobacter pylori. Ohno T, Kita M, Yamaoka Y, Imamura S, Yamamoto T, Mitsufuji S, Kodama T, Kashima K, Imanishi J.

J Contemp Dent Pract. 2012 Jan 1;13(1):71-4. Antimicrobial activity of commercially available essential oils against Streptococcus mutans. Chaudhari LK, Jawale BA, Sharma S, Sharma H, Kumar CD, Kulkarni PA. http://www.ncbi.nlm.nih.gov/pubmed/22430697

Lett Appl Microbiol. 2012 Apr;54(4):352-8. doi: 10.1111/j.1472-765X.2012.03216.x. Epub 2012 Feb 20. The additive and synergistic antimicrobial effects of select frankincense and myrrh oils--a combination from the pharaonic pharmacopoeia. de Rapper S, Van Vuuren SF, Kamatou GP, Viljoen AM, Dagne E.

J Drugs Dermatol. 2010 Apr;9(4):377-80. Development of an oregano-based ointment with anti-microbial activity including activity against methicillin-resistant Staphlococcus aureus. Eng W Norman R.

Georgetown University Medical Center. "Oregano Oil May Protect Against Drug-Resistant Bacteria, Georgetown Researcher Finds." ScienceDaily. ScienceDaily, 11 October 2001.

Journal of Natural Science. 2012;1(1):1-3. Antibacterial Effects of commercial essential oils on bacteria. Martinez K, De Santiago L, Care S, et al.

Journal of Applied Microbiology, 2014, 116: 1149-1163. doi: 10.1111/jam.12453, Antiviral efficacy and mechanisms of action of oregano essential oil and its primary component carvacrol against murine norovirus. Gilling, D.H., Kitajima, M., Torrey, J.R. and Bright, K.R.

J Food Sci. 2011 Apr;76(3):C512-8. doi: 10.1111/j.1750-3841.2011.02109.x. Oregano: chemical analysis and evaluation of its antimalarial, antioxidant, and cytotoxic activities. El Babili F, Bouajila J, Souchard JP, Bertrand C, Bellvert F, Fouraste I, Moulis C, Valentin A.

Evid Based Complement Alternat Med. 2012;2012:564927. doi: 10.1155/2012/564927. Epub 2012 May 9. Anticancer Activity of Certain Herbs and Spices on the Cervical Epithelial Carcinoma (HeLa) Cell Line. Berrington D, Lall N.

J Clin Gastroenterol. 2014 Jul;48(6):505-12. doi: 10.1097/MCG.0b013e3182a88357. Peppermint Oil for the Treatment of Irritable Bowel Syndrome: A Systematic Review and Meta-analysis. Khanna R, MacDonald JK, Levesque BG.

Nervenarzt. 1996 Aug;67(8):672-81. Effectiveness of Oleum menthae piperitae and paracetamol in therapy of headache of the tension type. Göbel H, Fresenius J, Heinze A, Dworschak M, Soyka D.

J Altern Complement Med. 2013 Jan;19(1):69-71. doi: 10.1089/acm.2012.0089. Epub 2012 Nov 9. Effect of inhaled essential oils on mental exhaustion and moderate burnout: a small pilot study. Varney El, Buckle J.

Complement Ther Clin Pract. 2012 Aug;18(3):164-8. doi: 10.1016/j.ctcp.2012.05.002. Epub 2012 Jun 27. The effects of clinical aromatherapy for anxiety and depression in the high risk postpartum woman - a pilot study. Conrad P, Adams C.

Evid Based Complement Alternat Med. 2011;2011:131042. doi: 10.1093/ecam/nep149. Epub 2011 Aug 21. Protective Effects of Rosa damascena and Its Active Constituent on A (25-35)-Induced Neuritic Atrophy. Awale S, Tohda C, Tezuka Y, Miyazaki M, Kadota S.

BMC Complement Altern Med. 2014 Jul 7;14(1):225. Antioxidant activity of rosemary (Rosmarinus officinalis L.) essential oil and its hepatoprotective potential. Ra Kovi A, Milanovi I, Pavlovi NA, Ebovi T, Vukmirovi SA, Mikov M.

J Hosp Infect. 2004 Apr;56(4):283-6. A randomized, controlled trial of tea tree topical preparations versus a standard topical regimen for the clearance of MRSA colonization. Dryden MS, Dailly S, Crouch M.

Infect Control Hosp Epidemiol. 2010 Mar;31(3):269-75. Doi: 10.1086/650445. An integrated approach to methicillin-resistant Staphylococcus aureus control in a rural, regional-referral healthcare setting. Bowler WA, Bresnahan J, Bradfish A, Fernandez C.

Molecules. 2013 Aug 9;18(8):9550-66. doi: 10.3390/molecules18089550. Melaleuca alternifolia concentrate inhibits in vitro entry of influenza virus into host cells. Li X, Duan S, Chu C, Xu J, Zeng G, Lam AK, Zhou J, Yin Y, Fang D, Reynolds MJ, Gu H, Jiang L.

Friedmann T, http://files.meetup.com/1481956/ADHD%20Research%20by%20 Dr.%20Terry%20Friedmann.pdf

Chin Med. 2014 Jul 2;9:18. doi: 10.1186/1749-8546-9-18. eCollection 2014. Differential effects of selective frankincense (Ru Xiang) essential oil versus non-selective sandalwood (Tan Xiang) essential oil on cultured bladder cancer cells: a microarray and bioinformatics study. Dozmorov MG, Yang Q, Wu W, Wren J, Suhail MM, Woolley CL, Young DG, Fung KM, Lin HK.

Cardiff University. "A wise man's treatment for arthritis: Frankincense?." ScienceDaily. ScienceDaily, 4 August 2011. www.sciencedaily.com/releases/2011/06/110621121316.htm.

BMC Complement Altern Med. 2011 Dec 15;11:129. doi: 10.1186/1472-6882-11-129. Boswellia sacra essential oil induces tumor cell-specific apoptosis and suppresses tumor aggressiveness in cultured human breast cancer cells. Suhail MM, Wu W, Cao A, Mondalek FG, Fung KM, Shih PT, Fang YT, Woolley C, Young G, Lin HK.

BMC Complement Altern Med. 2012 Dec 13;12:253. doi: 10.1186/1472-6882-12-253. Frankincense essential oil prepared from hydrodistillation of Boswellia sacra gum resins induces human pancreatic cancer cell death in cultures and in a xenograft murine model. Ni X, Suhail MM, Yang Q, Cao A, Fung KM, Postier RG, Woolley C, Young G, Zhang J, Lin HK.

Aliment Pharmacol Ther. 2013 Oct;38(8):854-63. doi: 10.1111/apt.12464. Epub 2013 Aug 25. Systematic review: the efficacy of herbal therapy in inflammatory bowel disease. Ng SC, Lam YT, Tsoi KK, Chan FK, Sung JJ, Wu JC.

Rev Esc Enferm USP. 2014 Jun;48(3):492-499. Aromatherapy with ylang ylang for anxiety and self-esteem: a pilot study. Gnatta JR, Piason PP, Lopes CD, Rogenski NM, Silva MJ.

J Altern Complement Med. 2016 Mar;22(3):252-3. doi: 10.1089/acm.2015.0208. Epub 2016 Feb 24. Cedarwood Oil as Complementary Treatment in Refractory Acne. Hassoun LA1, Ornelas JN1, Sivamani RK2.

Appl Microbiol Biotechnol. 2014 Jul 16. [Epub ahead of print] Anti-biofilm, anti-hemolysis, and anti-virulence activities of black pepper, cananga, myrrh oils, and nerolidol against Staphylococcus aureus. Lee K, Lee JH, Kim SI, Cho MH, Lee J.

World J Microbiol Biotechnol. 2013 Jul;29(7):1161-7. doi: 10.1007/s11274-013-1275-7. Epub 2013 Feb 5. Effect of citrus lemon oil on growth and adherence of Streptococcus mutans. Liu Y1, Zhang X, Wang Y, Chen F, Yu Z, Wang L, Chen S, Guo M.

J Agric Food Chem. 2004 Sep 22;52(19):6042-8. Antibacterial activities of plant essential oils and their components against Escherichia coli O157:H7 and Salmonella enterica in apple juice. Friedman M1, Henika PR, Levin CE, Mandrell RE.

Iran Red Crescent Med J. 2014 Mar;16(3):e14360. doi: 10.5812/ircmj.14360. Epub 2014 Mar 5. The effect of lemon inhalation aromatherapy on nausea and vomiting of pregnancy: a double-blinded, randomized, controlled clinical trial. Yavari Kia P, Safajou F, Shahnazi M, Nazemiyeh H.

Int J Immunopathol Pharmacol. 2009 Oct-Dec;22(4):951-9. Effect of phytoncide from trees on human natural killer cell function. Li Q, Kobayashi M, Wakayama Y, Inagaki H, Katsumata M, Hirata Y, Hirata K, Shimizu T, Kawada T, Park BJ, Ohira T, Kagawa T, Miyazaki Y,

Cell Prolif. 2008 Dec;41(6):1002-12. doi: 10.1111/j.1365-2184.2008.00561.x. Antiproliferative effects of essential oils and their major constituents in human renal adenocarcinoma and amelanotic melanoma cells. Loizzo MR, Tundis R, Menichini F, Saab AM, Statti GA, Menichini F.